器官·疾病比较图谱

胃肠比较图谱

主 编 王廷华 胡建昆 王昆华

科学出版社
北 京

内 容 简 介

　　本书系"器官·疾病比较图谱"的一个分册,重点展示哺乳类动物从SD大鼠、恒河猴再到人的胃肠解剖学、组织学及影像学信息,同时介绍胃肠相关疾病。全书分为两篇,第一篇为正常胃肠解剖学、组织学和影像学比较;第二篇为人类胃肠疾病的病理与影像特征。本书内容强调以临床为导向,兼顾基础,展示正常人胃肠的解剖学、组织学与影像学特征;同时注重SD大鼠、恒河猴到人的横向比较。

　　本书以图为主,配以适量文字,形象、直观,可供胃肠外科、消化内科临床医师及相关研究人员,医学和生物学专业的研究生、本科生参考。

图书在版编目(CIP)数据

胃肠比较图谱 / 王廷华,胡建昆,王昆华主编 . —北京:科学出版社,2018

(器官·疾病比较图谱)

ISBN 978-7-03-059454-9

Ⅰ. ①胃…　Ⅱ. ①王…　②胡…　③王…　Ⅲ. ①胃肠系统－人体解剖学－图谱　Ⅳ. ① R322.4-64

中国版本图书馆CIP数据核字(2018)第255413号

责任编辑:马晓伟　沈红芬 / 责任校对:张小霞
责任印制:赵　博 / 封面设计:黄华斌

科 学 出 版 社 出版

北京东黄城根北街16号
邮政编码:100717
http://www.sciencep.com

北京画中画印刷有限公司 印刷
科学出版社发行　各地新华书店经销

*

2018年10月第　一　版　开本:787×1092　1/16
2018年10月第一次印刷　印张:10
字数:220 000

定价:**98.00元**
(如有印装质量问题,我社负责调换)

"器官·疾病比较图谱" 编审委员会

《胃肠比较图谱》编写人员

主　编　王廷华　胡建昆　王昆华
副主编　张维汉　杨　昆　陈　鹏　王　晶　南　琼　宋正己　何　波
编　者（按姓氏汉语拼音排序）

白　丹[1]　陈　娟[2]　陈　鹏[3]　陈小龙[1]　陈心足[1]　陈志新[1]
寸冬云[3]　但齐琴[1]　邓祥兵[1]　冯成涛[4]　韩　丹[4]　何　波[4]
何　敏[3]　何秀英　洪仕君[5]　侯泽建[3]　胡建昆　黄理宾[1]
江　亚[5]　金　华[6]　李　为[3]　李翠雲[5]　李劲涛[5]　梁鸿飞[1]
刘　飞[1]　刘　锋[3]　刘　佳[5]　刘　凯[1]　刘杨琼[4]　罗　娟[4]
罗华友[4]　吕龙宝[7]　马　征[5]　马春旭[4]　马岚青[4]　孟文建[1]
闵晓黎[3]　南　琼[4]　牛瑞泽[5]　庞华洋[1]　普成华[3]　宋正己[6]
孙　俊[5]　孙立飞[1]　孙学进[4]　檀雅欣[5]　王　存[1]　王　辉[1]
王　晶[5]　王　蒙[1]　王　琼[5]　王　永[1]　王杰栋[5]　王昆华[4]
王廷华[1,5]　王旭阳[8]　王洋洋[1]　王自强[1]　吴昆华[6]　夏庆杰[1]
熊柳林[1]　许晔凯[3]　徐　杨[1]　徐　玉[4]　薛璐璐[5]　杨　浩[5]
杨　昆[1]　杨　烈[1]　杨霄彦[9]　杨亚英[4]　于恒海[3]　于永扬[1]
赵　方[3]　赵林勇[1]　赵晓明[1]　张东阳[1]　张鹏丽[1]　张维汉[1]
朱　磊[3]　朱　梅[4]　朱高红[4]

编者单位

1 四川大学华西医院　　　　　6 云南省第一人民医院
2 上海市浦东新区人民医院　　7 中国科学院昆明动物研究所
3 昆明医科大学第二附属医院　8 上海交通大学第六附属医院
4 昆明医科大学第一附属医院　9 内蒙古医科大学第三附属医院
5 昆明医科大学

前　言

本书作为"器官·疾病比较图谱"的一个分册，以临床胃肠外科为依托，充分聚焦于胃肠疾病，从解剖学、组织学和影像学等方面系统阐述了生理和病理状态下胃肠结构的形态、特征，形成了从 SD 大鼠、恒河猴再到人类，立足临床、面向基础、围绕胃肠器官的实用比较图谱。本书突破了以往图谱从纵向器官展开的思路，根据临床科室架构，围绕器官横向展开，更具有针对性和实用性。

全书共两篇。第一篇为 SD 大鼠、恒河猴与人胃肠器官的解剖学、组织学及影像学比较，从解剖学、组织学角度展示从低等动物到高等动物的胃肠形态改变；通过展示 SD 大鼠、恒河猴与人的胃肠 CT 和 MRI 图像，为临床和基础交融提供转化医学通道；第二篇通过超声、内镜、CT、MRI 图像及病理学图片系统展示人类胃肠疾病特征。胃肠疾病部分按照病例展开，为临床胃肠疾病的诊疗知识积累和教学科研提供支持。

本书从 SD 大鼠、恒河猴和人的胃肠解剖学、组织学和影像学的角度进行比较，构建胃肠系统知识并促进基础和临床、科研和教学相互交融，可供胃肠外科、消化内科临床医师及相关研究人员，医学和生物学专业的研究生、本科生参考。

编　者
2018 年 8 月

目　　录

第一篇

正常胃肠的解剖学、组织学与影像学（SD大鼠、恒河猴与人）

第一章　胃肠解剖学

消化系统由消化道和消化腺两大部分组成。胃肠器官是消化道的重要组成部分，包括胃、小肠及大肠。本章主要介绍SD大鼠、恒河猴及人的胃肠解剖学，并进行物种间的比较，以便读者了解从啮齿类到灵长类动物胃肠的解剖学结构，有利于研究消化道的进化，并为学习胃肠疾病进行铺垫。

第一节　胃解剖学比较

以人类的胃为例，胃大部分位于左季肋区，小部分位于上腹部。位置常因体型、体位、胃内容物的多少而有一定改变。在解剖学上，人类的胃又分为贲门、胃底、胃体、胃窦及幽门五部分。

SD大鼠的胃是单室混合胃，分为前胃部和腺胃部。SD大鼠胃宽约2.5cm，高约4cm，胃壁相对较薄。前胃部是一个较大的无腺体区，腺胃部可见明显皱襞。

恒河猴的胃是单室腺胃，胃宽约5cm，高约7cm，胃壁较SD大鼠厚，胃黏膜皱襞较SD大鼠深，与人类胃较为相似。

人胃轴长约34cm，宽约9.5cm，人胃为单室腺胃，胃皱襞明显，可清晰看到胃管。

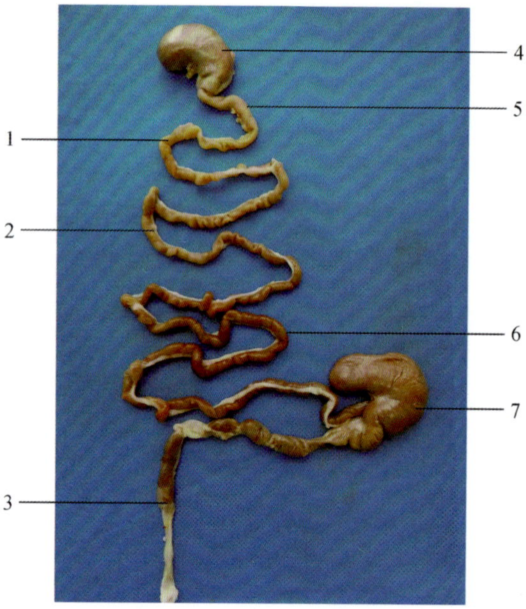

图 1-1-1　SD大鼠胃肠全貌

1. 空肠 jejunum
2. 回肠 ileum
3. 直肠 rectum
4. 胃 stomach
5. 十二指肠 duodenum
6. 结肠 colon
7. 盲肠 caecum

1. SD大鼠、恒河猴及人胃肠全貌比较（图1-1-1～图1-1-3）

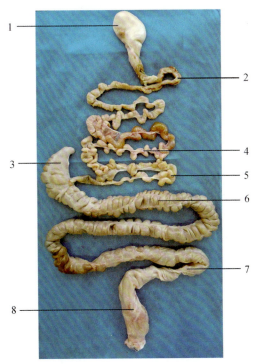

图 1-1-2　恒河猴胃肠全貌

1. 胃 stomach
2. 十二指肠 duodenum
3. 盲肠 caecum
4. 空肠 jejunum
5. 回肠 ileum
6. 结肠 colon
7. 直肠 rectum
8. 肛管 anal canal

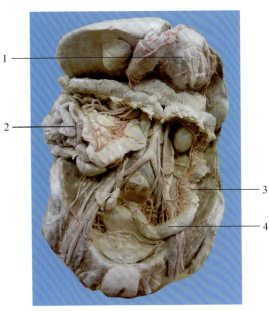

图 1-1-3　人胃肠全貌

1. 胃 stomach
2. 小肠 small intestine
3. 降结肠 descending colon
4. 乙状结肠 sigmoid colon

2. SD 大鼠、恒河猴及人胃解剖学比较（图 1-1-4 ～图 1-1-6）

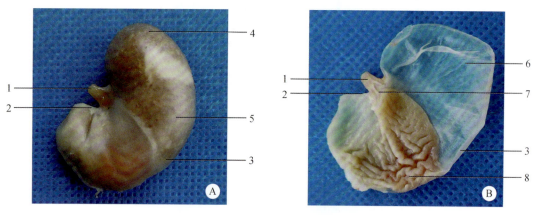

图 1-1-4   SD 大鼠胃的解剖

1. 食管 esophagus
2. 胃小弯 lesser curvature
3. 胃大弯 greater curvature
4. 胃底 fundus of stomach
5. 胃体 body of stomach
6. 胃黏膜皮区 gastric mucosal skin area
7. 贲门 cardia
8. 胃黏膜腺区 gastric mucosal gland area

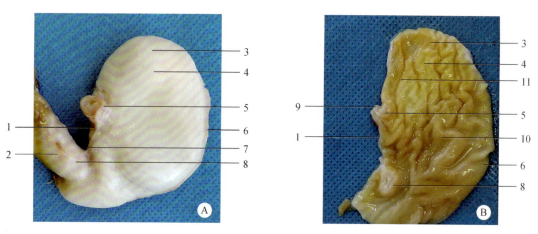

图 1-1-5   恒河猴胃的解剖

1. 胃小弯 lesser curvature
2. 十二指肠 duodenum
3. 胃底 fundus of stomach
4. 胃体 body of stomach
5. 贲门 cardia
6. 胃大弯 greater curvature
7. 角切迹 angular notch
8. 幽门部 pylorus
9. 食管 esophagus
10. 胃襞 gastric fold
11. 胃管 gastric canal

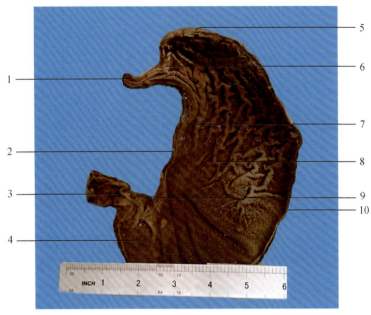

图 1-1-6　人胃的解剖

1. 食管 esophagus
2. 胃小弯 lesser curvature
3. 幽门 pylorus
4. 幽门腺 pyloric gland
5. 胃底 fundus of stomach

6. 贲门 cardia
7. 胃管 gastric canal
8. 胃襞 gastric fold
9. 角切迹 angular sulcus
10. 胃大弯 greater curvature

第二节　小肠、大肠解剖学比较

人类小肠分为十二指肠、空肠和回肠。小肠具有消化、吸收、分泌等功能。成人小肠全长 3~5m。

十二指肠是小肠的起始段，长约 25cm，呈 "C" 形包绕胰头，并固定于腹腔后壁，是小肠消化吸收的重要部位。在结构上，十二指肠可分为上部、降部、水平部和升部四部分。小肠在十二指肠以后的部分可分为空肠和回肠，前段为空肠，后段为回肠。空肠始于十二指肠空肠曲，占据腹腔的左上部，回肠在右髂窝处连接盲肠。空肠和回肠没有明显的分界线，从外观上看，空肠管径较粗，管壁较厚，而回肠管径较细，管壁较薄；空肠血管较多，颜色较红，回肠血管较少，颜色相对较浅。

大肠为消化道的下段，长约 1.5m，由盲肠、阑尾、结肠、直肠和肛管五部分组成，是人体消化系统的重要组成部分，主要功能为对食物残渣中的液体进行重吸收。大肠居于腹中，上连接小肠，下连接肛门。全程形似方框，围绕在空肠、回肠的周围。

1. 十二指肠解剖学比较

经测量 SD 大鼠十二指肠（图 1-1-7）长约 5cm，直径约 0.5cm，总重量约 1.088g；

恒河猴十二指肠（图 1-1-8）长约 10cm，直径约 0.8cm；人十二指肠（图 1-1-9）长约 25cm，直径约 1.5cm。

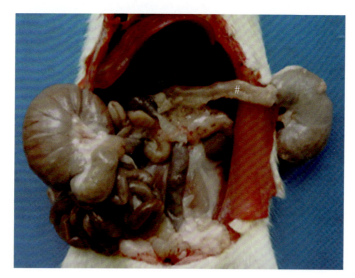

图 1-1-7 　SD 大鼠十二指肠

为 SD 大鼠十二指肠

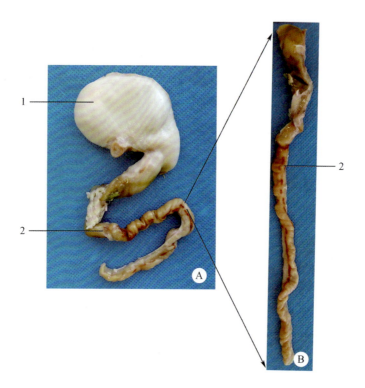

图 1-1-8 　恒河猴十二指肠

1. 胃 stomach 　　　　　　2. 十二指肠 duodenum

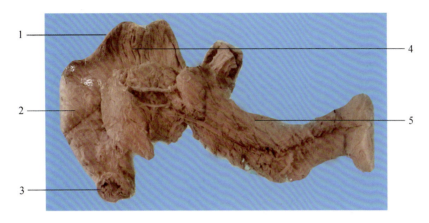

图 1-1-9　人十二指肠

1. 十二指肠水平部 horizontal part of duodenum
2. 十二指肠降部 descending part of duodenum
3. 十二指肠上部 superior part of duodenum
4. 十二指肠纵襞 longitudinal fold of duodenum
5. 胰体 body of the pancreas

2. 空、回肠解剖学比较

SD 大鼠空肠长约 25cm，直径约 0.5cm；恒河猴空肠长约 90cm，直径约 0.8cm；人空肠长约 200cm，直径约 2cm。SD 大鼠回肠长约 17.5cm，直径约 0.5cm；恒河猴回肠长约 60cm，直径约 0.8cm；人回肠长约 300cm，直径约 1.5cm。SD 大鼠、恒河猴及人空、回肠解剖学见图 1-1-10～图 1-1-18。

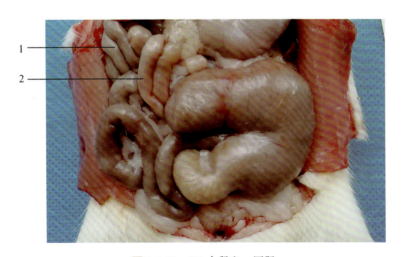

图 1-1-10　SD 大鼠空、回肠

1. 回肠 ileum
2. 空肠 jejunum

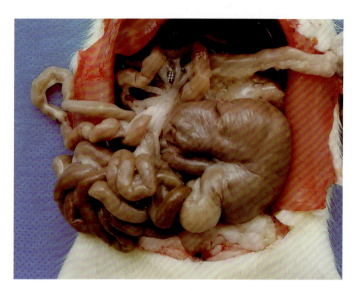

图 1-1-11   SD 大鼠肠系膜

为 SD 大鼠肠系膜

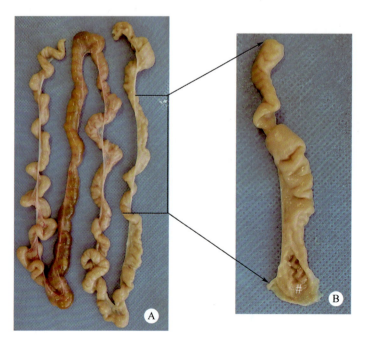

图 1-1-12   恒河猴空肠

A. 空肠正面观；B. 空肠内面观。# 代表空肠内表面

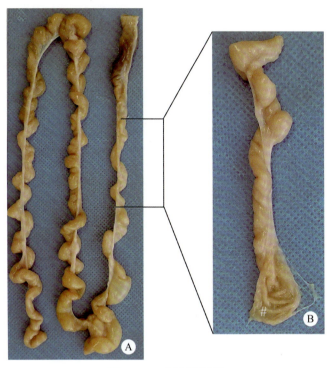

图 1-1-13　恒河猴回肠

A. 恒河猴回肠正面观；B. 恒河猴回肠剖面观。#代表回肠内表面

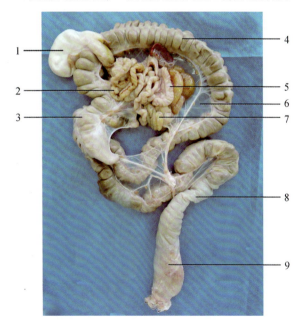

图 1-1-14　恒河猴肠系膜

1. 胃 stomach
2. 十二指肠 duodenum
3. 盲肠 caecum
4. 结肠 colon
5. 空肠 jejunum
6. 肠系膜 mesentery
7. 回肠 ileum
8. 直肠 rectum
9. 肛管 anal canal

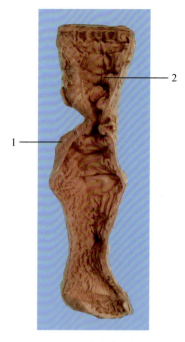

图 1-1-15   人空肠（一）

1. 空肠 jejunum   2. 空肠皱襞 jejunum fold

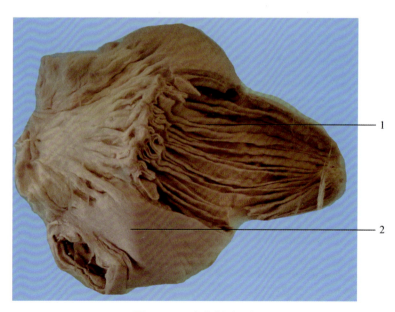

图 1-1-16   人空肠（二）

1. 空肠皱襞 jejunum fold   2. 空肠 jejunum

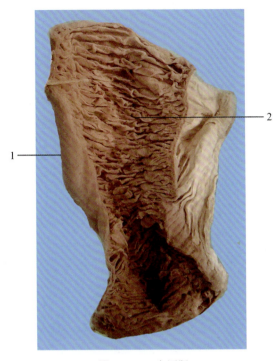

图 1-1-17 人回肠

1. 回肠 ileum   2. 回肠皱襞 ileum fold

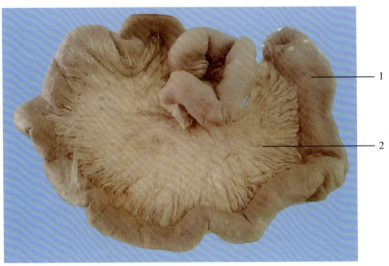

图 1-1-18 人小肠及肠系膜

1. 小肠 small intestine   2. 肠系膜 mesentery of small intestine

3. 盲肠解剖学比较

经测量，SD 大鼠盲肠长约 4.5cm，宽约 3cm，约占全长的 4.69%；恒河猴盲肠长约 9cm，宽约 4.5cm，约占全长的 4.01%；人盲肠长约 8cm，宽约 5cm，约占全长的 1.6%。

SD 大鼠、恒河猴及人盲肠解剖学见图 1-1-19 ～图 1-1-21。

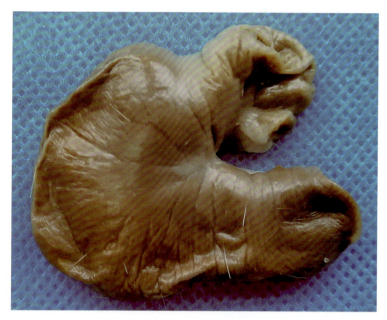

图 1-1-19   SD 大鼠盲肠

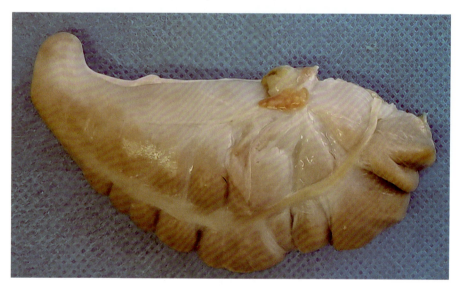

图 1-1-20   恒河猴盲肠

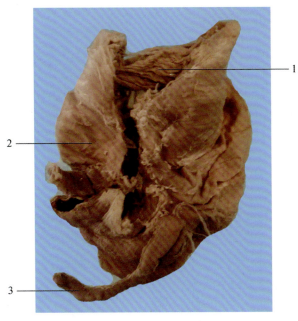

图 1-1-21　人盲肠和阑尾

1. 盲肠皱襞 cecum fold　　　　3. 阑尾 appendix
2. 盲肠 cecum

4. 结肠解剖学比较

　　SD 大鼠结肠长约 35cm，直径约 0.5cm，约占全长的 36.4%；恒河猴结肠长约 60cm，直径约 3cm，约占全长的 26.7%；人结肠长约 150cm，约占全长的 30%。SD 大鼠、恒河猴及人结肠解剖学见图 1-1-22 ～图 1-1-24。

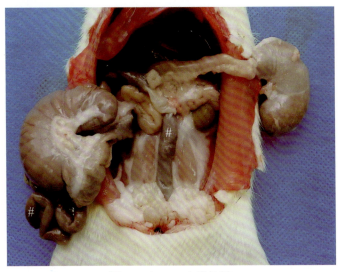

图 1-1-22　SD 大鼠结肠

为 SD 大鼠结肠

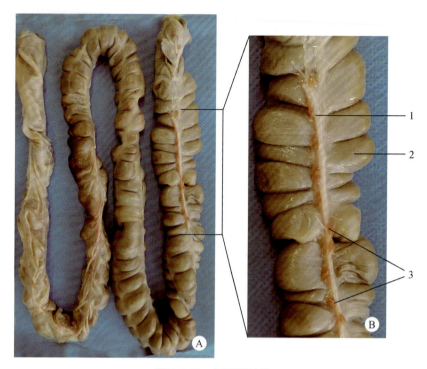

图 1-1-23　恒河猴结肠

A. 恒河猴结肠正面观；　B. 恒河猴结肠分部
1. 独立带 free band　　　　　　　　3. 肠脂垂 epiploic appendice
2. 结肠袋 haustra coli

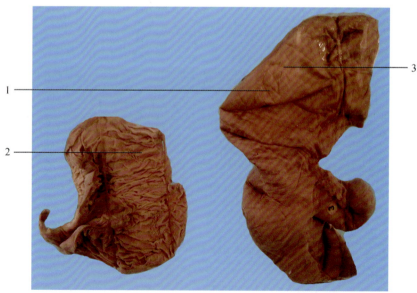

图 1-1-24　人结肠

1. 结肠袋 haustra coli　　　　　　　3. 结肠 colon
2. 结肠半月襞 semilunar fold of colon

5. 直肠解剖学比较（图 1-1-25 ～图 1-1-28）

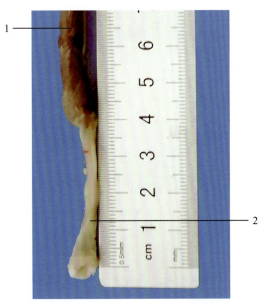

图 1-1-25　SD 大鼠直肠和肛管

1. 直肠 rectum　　　　　　　　2. 肛管 anal canal

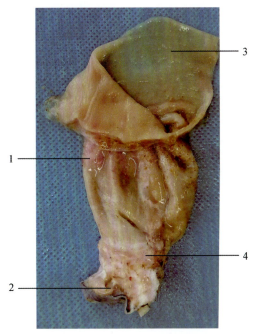

图 1-1-26　恒河猴直肠和肛管

1. 直肠 rectum　　　　　　　3. 直肠内面观 internal view of rectal
2. 肛门 anus　　　　　　　　4. 肛管 anal canal

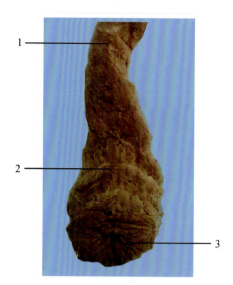

图 1-1-27　人直肠和肛管正面观

1. 直肠 rectum　　　　　　　　3. 肛门 anus

2. 肛管 anal canal

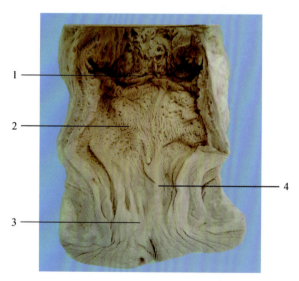

图 1-1-28　人直肠和肛管剖面观

1. 直肠横襞 horizontal fold of rectum　　　3. 肛梳 anal pecten

2. 直肠壶腹 ampulla of rectum　　　　　　4. 肛柱 anal column

第二章　胃肠组织学

第一节　胃组织学比较

　　以人胃的组织学结构为例，胃壁有 4 层结构，由内向外分别是：黏膜、黏膜下层、肌层和外膜。

　　黏膜层由上皮层、固有层和黏膜肌层组成。上皮层为单层柱状上皮，向下凹陷形成胃小凹。固有层由结缔组织组成，固有层内分布有散在的平滑肌细胞、胃底腺、血管及淋巴组织。黏膜肌层比较薄，由内环、外纵 2 层平滑肌组成。黏膜下层由疏松结缔组织组成。黏膜下层分布有黏膜下神经丛、淋巴管及较大的血管。肌层由内斜行、中环形、外纵行的 3 层平滑肌组成，相对于黏膜肌层较厚。外膜为浆膜层，由疏松结缔组织和外表面的间皮构成。

1. 胃底组织学比较（图 1-2-1 ～图 1-2-5）

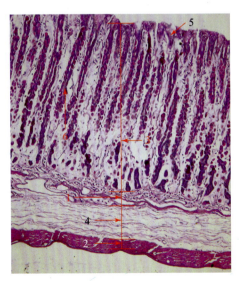

图 1-2-1　SD 大鼠胃底 HE 染色（100×）

1. 黏膜肌层 muscularis mucosa
2. 肌层 muscularis
3. 黏膜 mucosa
4. 黏膜下层 submucosa
5. 上皮 surface epithelium
6. 胃底腺 fundic gland

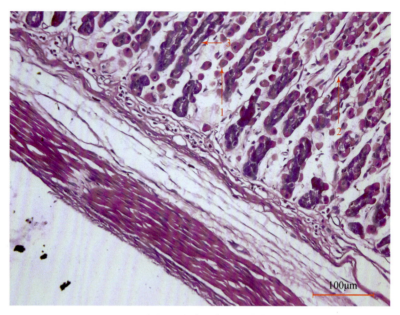

图 1-2-2   SD 大鼠胃底腺颈部 HE 染色（200×）

1. 壁细胞 parietal cell   3. 主细胞 chief cell
2. 平滑肌 smooth muscle

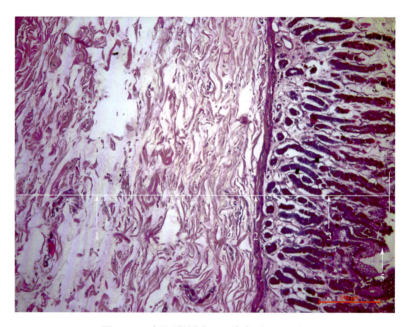

图 1-2-3   恒河猴胃底 HE 染色（100×）

1. 黏膜下层 submucosa   4. 胃底腺 fundic gland
2. 黏膜肌层 muscularis mucosa   5. 上皮 surface epithelium
3. 黏膜 mucosa

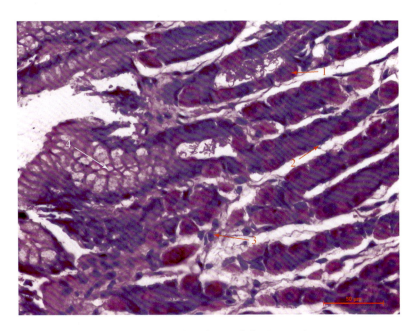

图 1-2-4　恒河猴胃底 HE 染色（400×）

1. 壁细胞 parietal cell　　　　　3. 固有层 lamina propria
2. 颈黏液细胞 mucous neck cell　　4. 上皮细胞 epithelial cell

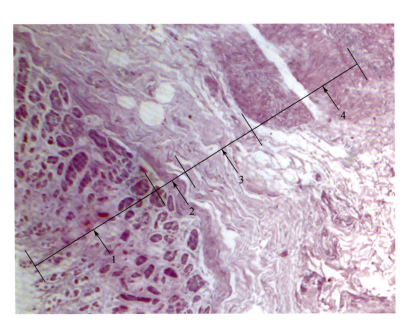

图 1-2-5　人胃底 HE 染色（40×）

1. 黏膜 mucosa　　　　　　　　　　3. 黏膜下层 submucosa
2. 黏膜肌层 muscularis mucosa　　　4. 肌层 muscularis

2. 贲门组织学比较（图 1-2-6 ～图 1-2-10）

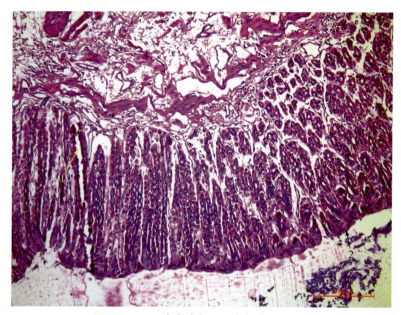

图 1-2-6　SD 大鼠贲门 HE 染色（100×）

1. 贲门腺 cardiac gland　　　　2. 上皮 surface epithelium

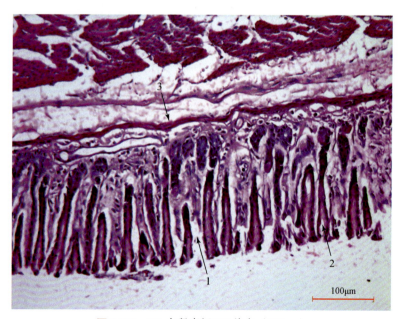

图 1-2-7　SD 大鼠贲门 HE 染色（200×）

1. 胃小凹 gastric pit　　　　　3. 黏膜肌层 muscularis mucosa
2. 贲门腺 cardiac gland

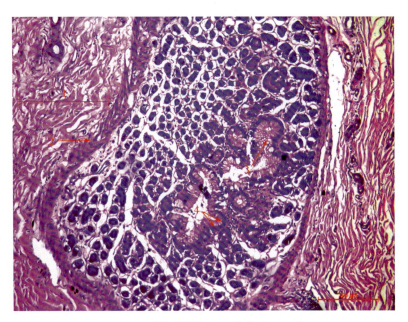

图 1-2-8 恒河猴贲门 HE 染色（100×）

1. 黏膜下层 submucosa   3. 杯状细胞 goblet cell
2. 黏膜肌层 muscularis mucosa   4. 柱状细胞 columnar cell

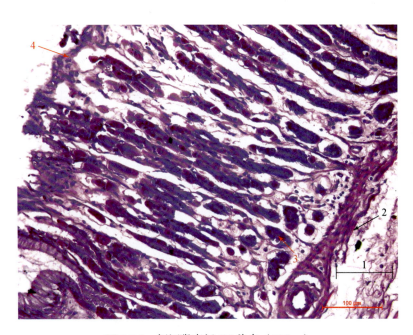

图 1-2-9 恒河猴贲门 HE 染色（200×）

1. 黏膜下层 submucosa   3. 贲门腺 cardiac gland
2. 黏膜肌层 muscularis mucosa   4. 上皮 surface epithelium

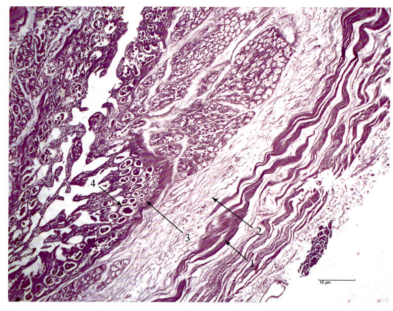

图 1-2-10　人贲门 HE 染色（100×）

1. 肌层 muscularis　　　　　　　3. 黏膜肌层 muscularis mucosa
2. 黏膜下层 submucosa　　　　　4. 贲门腺 cardiac gland

3. 幽门组织学比较（图 1-2-11 ～图 1-2-13）

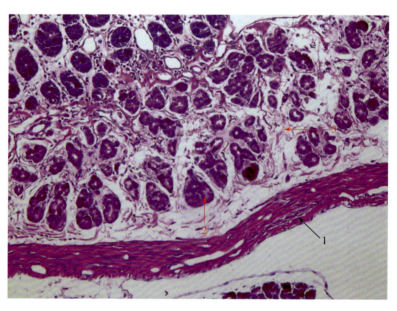

图 1-2-11　SD 大鼠幽门 HE 染色（100×）

1. 肌层 muscularis　　　　　　　3. 结缔组织 connective tissue
2. 幽门腺 pyloric gland

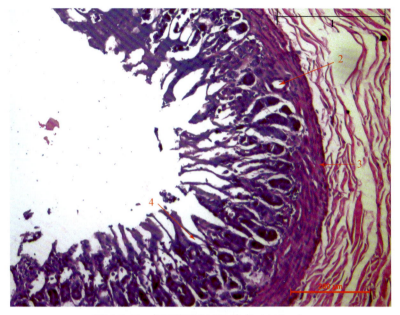

图 1-2-12　恒河猴幽门 HE 染色（100×）

1. 黏膜下层 submucosa
2. 幽门腺 pyloric gland
3. 黏膜肌层 muscularis mucosa
4. 胃小凹 gastric pit

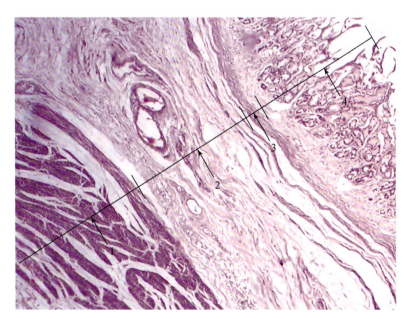

图 1-2-13　人幽门 HE 染色（40×）

1. 肌层 muscularis
2. 黏膜下层 submucosa
3. 黏膜肌层 muscularis mucosa
4. 黏膜 mucosa

第二节　小肠、大肠组织学比较

　　小肠的管壁由四层结构组成，由内向外分为黏膜层、黏膜下层、肌层及外膜。黏膜层分为上皮层、固有层和黏膜肌层。

　　小肠黏膜表面有若干环形皱襞。小肠黏膜上密布小肠绒毛，其中十二指肠绒毛呈叶状，空肠绒毛呈细长指状，在回肠则呈短指状。黏膜上皮层为单层柱状上皮，内含吸收细胞、杯状细胞、内分泌细胞及干细胞。固有层的结缔组织中有中央乳糜管、毛细血管网、环形平滑肌纤维、小肠腺、淋巴细胞、淋巴小结和丰富的血管。黏膜肌层和肌层由内环、外纵两层平滑肌组成。

1. 十二指肠组织学比较（图 1-2-14 ～图 1-2-16）

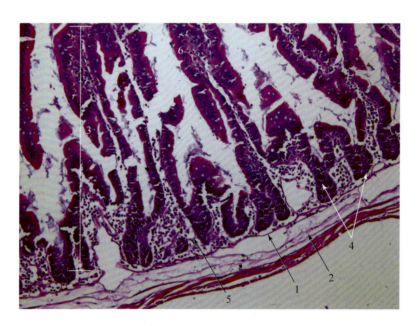

图 1-2-14　SD 大鼠十二指肠 HE 染色（200×）

1. 黏膜肌层 muscularis mucosa
2. 黏膜下层 submucosa
3. 黏膜 mucosa
4. 十二指肠腺 duodenal gland
5. 淋巴结 lymph node
6. 绒毛 villus

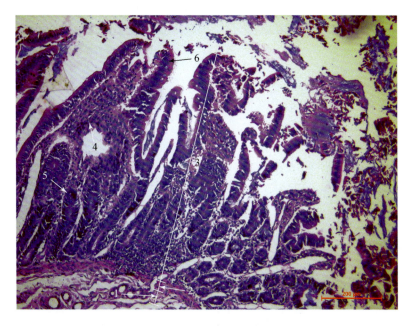

图 1-2-15 恒河猴十二指肠 HE 染色（100×）

1. 黏膜下层 submucosa
2. 黏膜肌层 muscularis mucosa
3. 黏膜 mucosa
4. 淋巴组织 lymphoid tissue
5. 十二指肠腺 duodenal gland
6. 上皮 surface epithelium

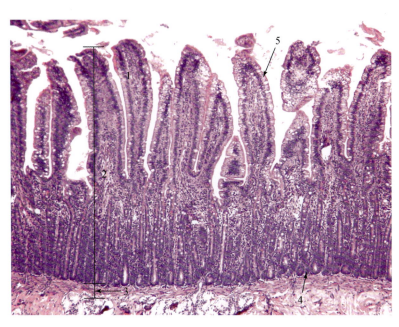

图 1-2-16 人十二指肠组织 HE 染色（100×）

1. 绒毛 villus
2. 黏膜 mucosa
3. 黏膜下层 submucosa
4. 十二指肠腺 duodenal gland
5. 杯状细胞 goblet cell

2. 空、回肠组织学比较（图 1-2-17 ～图 1-2-23）

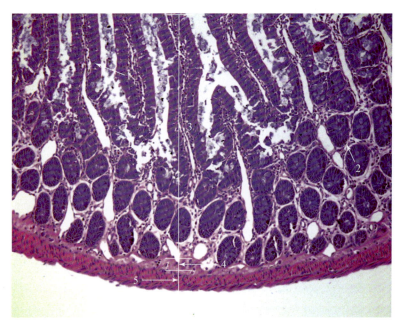

图 1-2-17 SD 大鼠空肠组织 HE 染色（100×）

1. 绒毛 villus
2. 肠腺 intestinal gland
3. 黏膜 mucosa
4. 黏膜下层 submucosa
5. 肌层 muscularis

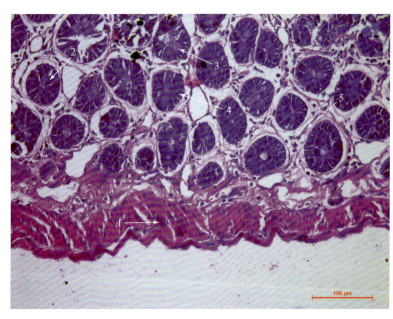

图 1-2-18 SD 大鼠空肠组织
HE 染色（200×）

1. 肌层 muscularis
2. 肠腺 intestinal gland
3. 杯状细胞 goblet cell
4. 柱状细胞 columnar cell
5. 结缔组织 connective tissue

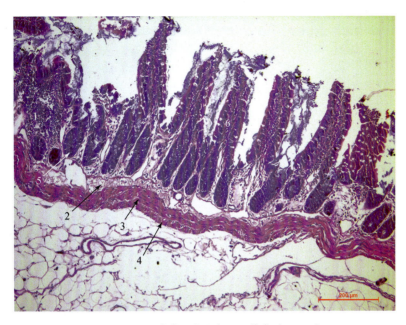

图 1-2-19 SD 大鼠回肠组织 HE 染色（200×）

1. 集合淋巴小结 aggregated lymph node   4. 浆膜 serosa
2. 黏膜下层 submucosa   5. 肠腺 intestinal gland
3. 肌层 muscularis   6. 黏膜 mucosa

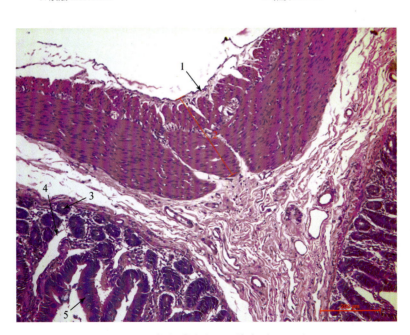

图 1-2-20 恒河猴空肠 HE 染色（100×）

1. 浆膜 serosa   4. 中央乳糜管 central lacteal
2. 肌层 muscularis   5. 绒毛 villus
3. 肠腺 intestinal gland

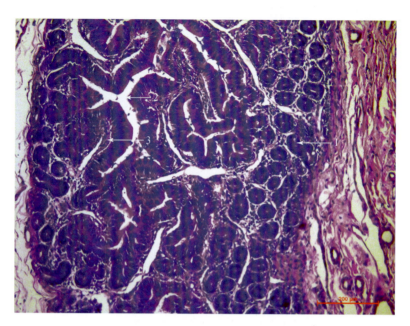

图 1-2-21　恒河猴回肠 HE 染色（100×）

1. 肠腺 intestinal gland　　　　　3. 黏膜 mucosa
2. 中央乳糜管 central lacteal

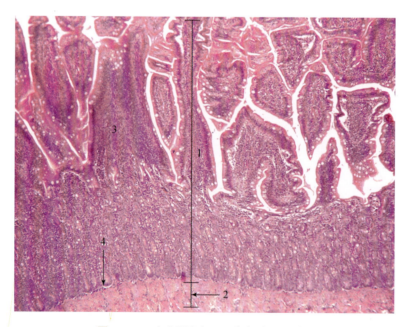

图 1-2-22　人空肠组织 HE 染色（100×）

1. 黏膜 mucosa　　　　　　　　3. 绒毛 villus
2. 黏膜下层 submucosa　　　　　4. 肠腺 intestinal gland

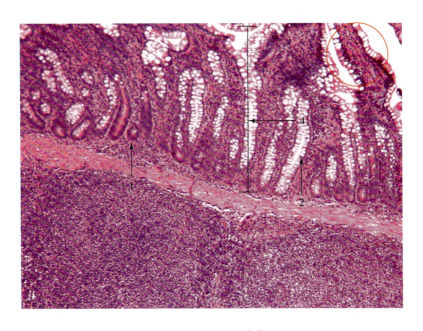

图 **1-2-23** 人回肠组织 HE 染色（100×）

1. 肠腺 intestinal gland
3. 绒毛 villus
2. 杯状细胞 goblet cell
4. 黏膜 mucosa

3. 大肠组织学比较（图 1-2-24 ～图 1-2-32）

大肠壁分为黏膜层、黏膜下层、肌层及外膜四层。

大肠黏膜仅有半月形皱襞，无绒毛，故表面平滑。盲肠和结肠的黏膜上皮呈单层柱状，由柱状细胞和杯状细胞组成，后者数量明显多于小肠。直肠在齿状线以上的黏膜结构与结肠相似，在齿状线处单层柱状上皮骤变为未角化的复层扁平上皮。结肠、盲肠和直肠固有层内有大量由上皮下陷而形成的大肠腺，呈长单管状。阑尾的大肠腺短而少。黏膜层除含柱状细胞、杯状细胞外，尚有少量未分化细胞和内分泌细胞，以及极丰富的淋巴组织，形成淋巴小结。黏膜下层在疏松结缔组织内有血管、淋巴管和脂肪细胞，在直肠黏膜下层有丰富的静脉丛。肌层由内环形与外纵行两层平滑肌组成。外膜在盲肠、横结肠、乙状结肠为浆膜；在升结肠、降结肠及直肠中上部的前壁为浆膜，后壁为纤维膜。结肠外膜结缔组织中常有脂肪细胞集聚构成的肠脂垂。

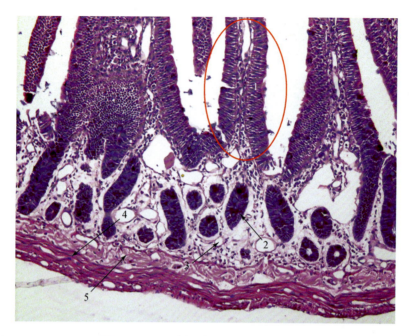

图 1-2-24　SD 大鼠盲肠 HE 染色（100×）

1. 绒毛 villus
2. 肠腺 intestinal gland
3. 结缔组织 connective tissue
4. 肌层 muscularis
5. 黏膜下层 submucosa

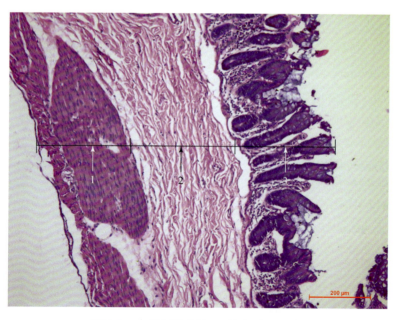

图 1-2-25　恒河猴盲肠 HE 染色（100×）

1. 肌层 muscularis
2. 黏膜下层 submucosa
3. 黏膜 mucosa

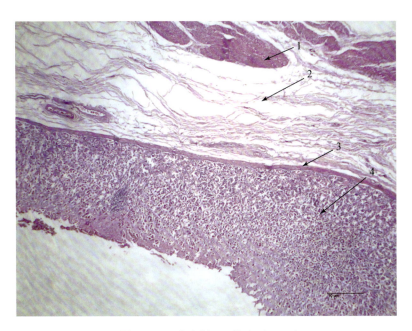

图 1-2-26　人盲肠 HE 染色（40×）

1. 肌层 muscularis
2. 黏膜下层 submucosa
3. 黏膜肌层 muscularis mucosa
4. 黏膜 mucosa

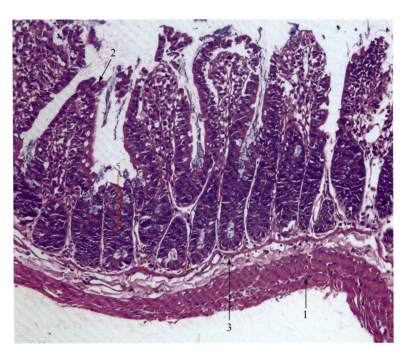

图 1-2-27　SD 大鼠结肠组织 HE 染色（100×）

1. 肌层 muscularis
2. 上皮 surface epithelium
3. 黏膜下层 submucosa
4. 黏膜肌层 muscularis mucosa
5. 肠腺 intestinal gland

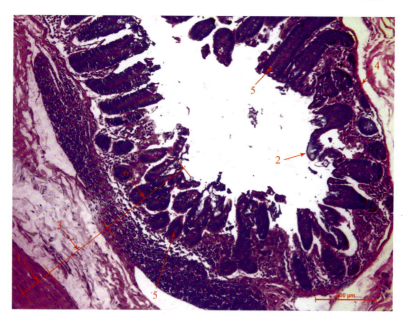

图 1-2-28　恒河猴结肠 HE 染色（100×）

1. 肌层 muscularis
2. 上皮 surface epithelium
3. 黏膜下层 submucosa
4. 黏膜肌层 muscularis mucosa
5. 肠腺 intestinal gland
6. 黏膜 mucosa

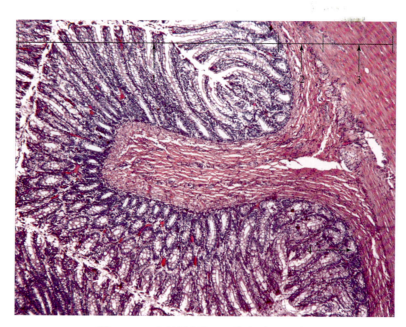

图 1-2-29　人结肠组织 HE 染色（100×）

1. 黏膜 mucosa
2. 黏膜下层 submucosa
3. 肌层 muscularis
4. 肠腺 intestinal gland

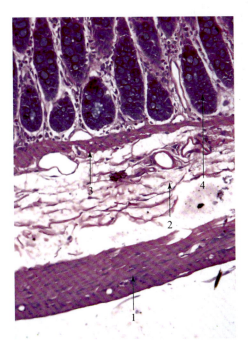

图 1-2-30 SD 大鼠直肠组织 HE 染色（200×）

1. 肌层 muscularis　　　　　　3. 黏膜肌层 muscularis mucosa
2. 黏膜下层 submucosa　　　　4. 肠腺 intestinal gland

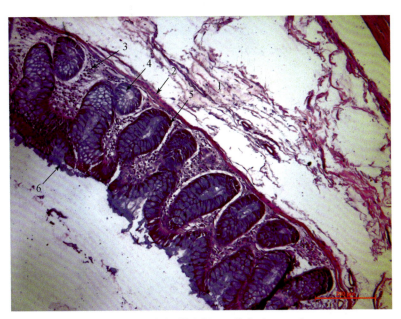

图 1-2-31 恒河猴直肠 HE 染色（100×）

1. 黏膜下层 submucosa　　　　　　　4. 肠腺 intestinal gland
2. 黏膜肌层 muscularis mucosa　　　5. 柱状细胞 columnar cell
3. 集合淋巴小结 aggregated lymph node　　6. 杯状细胞 goblet cell

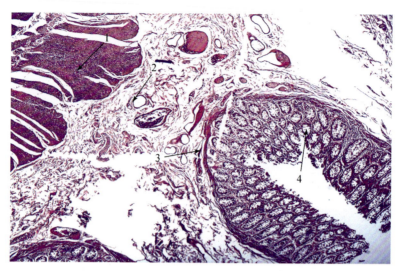

图 1-2-32   人直肠 HE 染色（40×）

1. 肌层 muscularis
2. 黏膜下层 submucosa
3. 黏膜肌层 muscularis mucosa
4. 肠腺 intestinal gland

第三章　胃肠影像学

本章主要对正常 SD 大鼠、恒河猴及人的胃肠影像学（包括 CT 及 MRI 表现）进行比较。

第一节　胃肠 CT 表现

CT 可对消化道恶性肿瘤的局部转移和浸润情况进行判断，其在消化道恶性肿瘤的临床分期诊断中有一定的优势。CT 血管造影还可应用于肠系膜血管缺血性疾病的诊断。在肠梗阻的诊断中，CT 还可以直接对梗阻情况进行评估，较普通腹部平片有优势。SD 大鼠、恒河猴及人胃肠 CT 表现见图 1-3-1 ～图 1-3-10。

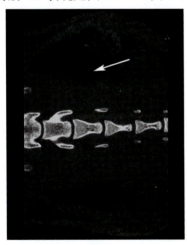

图 1-3-1　SD 大鼠胃肠 CT 表现（一）

箭头所指为胃的位置

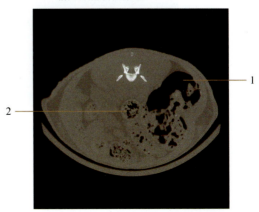

图 1-3-2　SD 大鼠胃肠 CT 表现（二）

1. 胃 stomach　　　　2. 肠 intestine

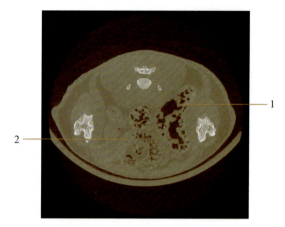

图 **1-3-3**　SD 大鼠胃肠 CT 表现（三）

1. 胃 stomach　　　　　　　　　2. 肠 intestine

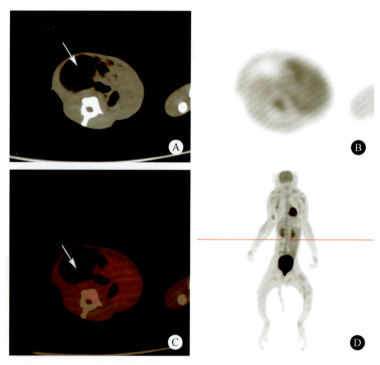

图 **1-3-4**　恒河猴胃 PET-CT（正电子发射计算机断层显像）表现

箭头所指为胃的位置

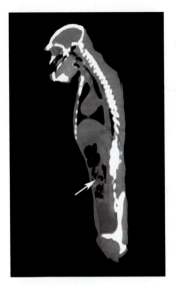

图 1-3-5　恒河猴肠 CT 表现

箭头所指为肠的位置

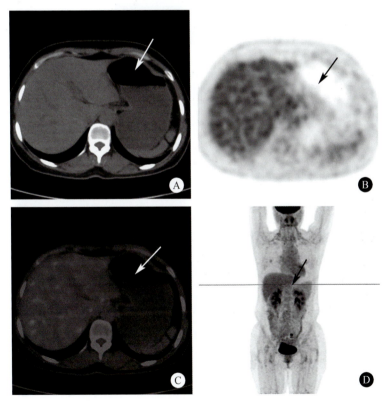

图 1-3-6　人胃肠 PET-CT 表现（一）

箭头所指为胃的位置

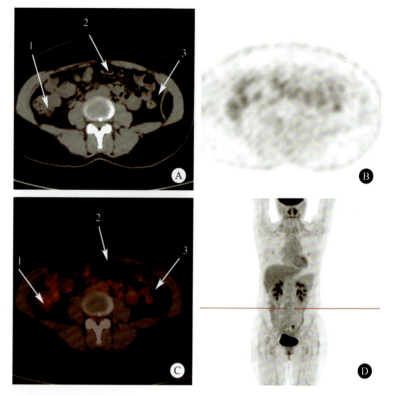

图 1-3-7　人胃肠 PET-CT
　　　　表现（二）

1. 升结肠 ascending colon
2. 小肠 small intestine
3. 降结肠 descending colon

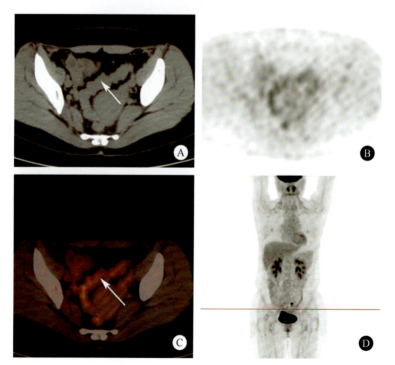

图 1-3-8　人乙状结肠 PET-CT 表现

箭头所指为人乙状结肠位置

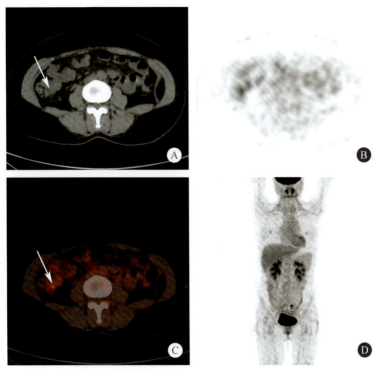

图 1-3-9　人肠回盲部 PET-CT 表现

箭头所指为人肠回盲部的位置

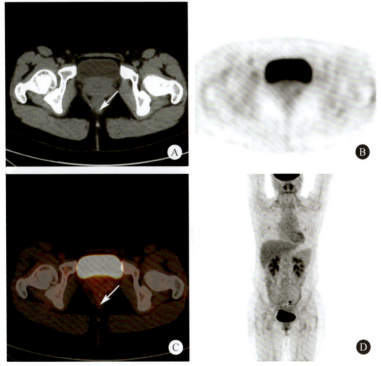

图 1-3-10　人直肠 PET-CT 表现

箭头所指为直肠的位置

第二节 胃肠 MRI 表现

MRI 是一种利用磁共振原理进行医学影像诊断的技术，与其他辅助检查手段相比，MRI 具有成像参数多、扫描速度快、组织分辨率高和图像更清晰等优点，可帮助医生发现不易察觉的早期病变，目前已成为肿瘤、心脏病及脑血管疾病早期筛查的"利器"。在胃肠疾病的诊断中，MRI 在肿块、淋巴结和血管结构之间的鉴别上有着独到的优势，适用于微小病变的观察及定性诊断，尤其在直肠恶性肿瘤的分期诊断中，高分辨率 MRI 检查应用较为广泛，可直接评估肿瘤的浸润情况，以及与邻近脏器组织的关系。SD 大鼠、恒河猴及人胃肠 MRI 表现见图 1-3-11～图 1-3-16。

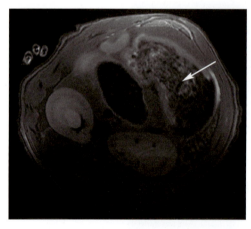

图 1-3-11 SD 大鼠胃 MRI 表现

箭头所指为 SD 大鼠胃的位置

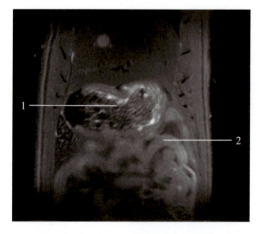

图 1-3-12 SD 大鼠胃肠 MRI 表现

1. 胃 stomach   2. 肠 intestine

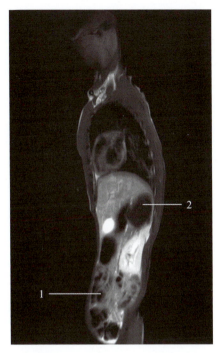

图 1-3-13 恒河猴胃肠 MRI 表现（一）

1. 肠 intestine   2. 胃 stomach

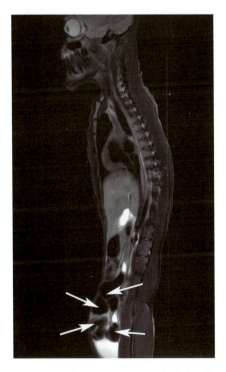

图 1-3-14 恒河猴胃肠 MRI 表现（二）

箭头所指为肠管的位置

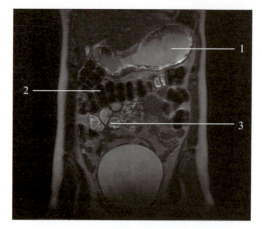

图 1-3-15   人胃肠 MRI 表现（一）

1. 胃 stomach   3. 小肠 small intestine
2. 结肠 colon

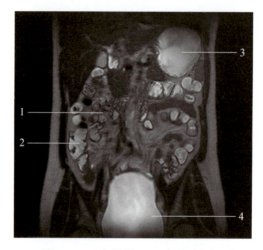

图 1-3-16   人胃肠 MRI 表现（二）

1. 小肠 small intestine   3. 胃 stomach
2. 结肠 colon   4. 膀胱 bladder

第二篇

胃肠疾病

本篇主要通过病例的方式介绍人胃肠疾病的超声、内镜、病理、CT 及 MRI 表现，为临床胃肠疾病的诊疗知识积累、教学及科研提供支持。

对于胃肠疾病的影像学诊断，临床上常用的诊疗技术主要为内镜诊断，包括胃肠镜、胶囊内镜、小肠镜及超声内镜（EUS），以及其他影像学检查，包括超声检查、消化道造影、CT、MRI 及 PET-CT。上述各种检测技术及方法在不同胃肠疾病影像诊断中所关注的重点不同，在疾病检查中的作用可相互弥补，因此综合采用合适的临床技术有助于精准诊断。

一、内镜检查

1. 胃肠镜

胃镜检查是诊断食管、胃及十二指肠疾病最常用及最准确的方法之一。结肠镜检查则是用于观察由直肠至回盲瓣甚至部分末端回肠的主要检测方法之一。胃肠镜检查可以直观地观察胃肠壁黏膜情况，对病变进行直接评估及诊断，因此胃肠镜检查是各类食管、胃、十二指肠，以及结肠良、恶性疾病诊断的首选方法。此外，胃肠镜检查可以对疑似病变组织进行活检，可从病理学水平判断疾病的性质，确定诊断。

近年来，随着技术的发展、内镜器械及设备的不断改进，以及色素内镜、放大内镜与集成窄带光成像（narrow band imaging，NBI）技术在内镜的应用，胃肠镜检查在早期胃肠道恶性肿瘤的诊断与鉴别诊断中发挥出巨大的作用。此外，胃肠镜检查还可用于消化道出血、消化道异物的诊断及治疗。

2. 胶囊内镜

胶囊内镜又称为"智能胶囊消化道内镜系统"，由胶囊、信号接收系统及工作站构成。胶囊内镜因检查方便、无创伤、无导线、无痛苦、无交叉感染风险、不影响患者的正常工作等优点，在小肠疾病的诊断方面有着独到的优势，但胶囊作为异物，在对有合并梗阻症状的患者进行检查时存在风险。此外，胶囊内镜检查仅能观察而不能取活检也是一个明显缺点。

3. 小肠镜

小肠镜检查是最常用于病因不明的慢性消化道出血及各种小肠良、恶性疾病的检查和诊断的方法之一。小肠镜检查类似于胃镜及肠镜，与胶囊内镜相比，其观察清晰并可对疑似病变部位进行组织活检及内镜下治疗。然而，由于不同人小肠长短不一，可能难以观察整个小肠，从而影响小肠镜检查的诊断率。

4. 超声内镜

超声内镜是将内镜技术和超声技术结合的消化道检查技术，其在内镜顶端置入超声探头，在直接观察消化道黏膜病变的同时，还可利用超声实时扫描观察消化道管壁的层次及周围邻近脏器的情况。其在胃肠道肿瘤浸润深度的判断上有着独到的优势，有助于肿瘤的诊断与鉴别诊断。

二、影像学检查

1. 超声

超声检查在检测腹腔实质脏器及腹腔内病变方面有着独到的优势，其无创、无射线、方便、快捷、经济，在临床上广为应用，但由于胃肠道内气体影响，普通超声检查对于消化道的检查存在局限。近年来发展的胃肠道超声造影检查，可通过口服或灌肠使用造影剂充盈胃肠腔，从而降低胃肠腔内气体对超声波的干扰，从而达到清晰显示胃肠壁结构及病变的目的。

2. 消化道造影

消化道造影检查是指通过口服造影剂（通常为硫酸钡）或经肛灌肠，使造影剂在到达食管、胃、十二指肠、小肠及结肠时显示病变的诊断方法。特别是排粪造影（defecography，DFG）检查，其通过直肠注入造影剂，可对患者"排便"时肛管直肠部位进行动、静态观察。然而造影检查仅能观察到消化道的外部轮廓，并且充满钡剂的消化道造影可能会掩盖微小病灶，在临床上已经逐步被内镜检查所取代。

3. CT

CT 检查对于胃肠道疾病有着独到的优势，CT 增强扫描是消化道系统病变及消化系统血管性病变的重要检查方法之一。随着 CT 检查技术的提高，其可对消化道恶性肿瘤有无远处转移及直接浸润进行判断，在消化道恶性肿瘤诊断分期中有着独到的优势。同时 CT 血管造影可通过技术手段进行血管三维重建，可用于肠系膜血管缺血性疾病的诊断。同时 CT 扫描对于肠梗阻的诊断也优于普通腹部平片，可直接对梗阻严重程度及梗阻平面进行判断。

4. MRI

MRI 可以显示消化系统脏器病变的血供状态，适用于微小病变的观察及诊断，特别是对于 CT 无法明确的肝脏占位的鉴别诊断有着独到优势。近年来，随着高分辨率 MRI 的应用，直肠高分辨率 MRI 在直肠恶性肿瘤的分期诊断中广为应用，其可直接评估肿瘤浸润深度、肿瘤大小，以及肿瘤与肛管、盆底肌肉、直肠系膜及其他邻近脏器组织的关系。

5. PET-CT

PET-CT 检查将 PET 反映病变功能与代谢及 CT 提供精确解剖定位的优势结合，形成两种技术的优势互补，可直接反映肿瘤患者的整体状况。在消化道恶性肿瘤领域，其不仅可用于食管癌、胃癌、小肠癌及结直肠癌的诊断及复发监测，还可用于胃肠道间质瘤、消化道类癌、淋巴瘤的诊断。

第四章 腹外疝

　　腹外疝（abdominal external hernia）是腹部外科常见的疾病之一。腹外疝有腹股沟疝、切口疝、脐疝和造口旁疝等，其中腹股沟疝发生率最高，股疝次之。导致腹外疝发生的主要原因是腹壁强度降低和腹内压增加。常见的腹外疝发病诱因有慢性咳嗽、呕吐、排尿困难、便秘、脱肛、腹部手术史、外伤等。

第一节　腹股沟疝

病例 1　患儿，男，2 岁，啼哭后，左下腹可见肿块，有时肿块可入阴囊，停止哭闹数小时后包块可消失，行超声检查提示腹股沟疝（图 2-4-1）。

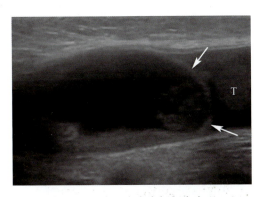

图 2-4-1　腹股沟疝嵌顿超声表现

超声所见：左腹股沟区的矢状面图像显示囊实混合性结构，与腹部肠管分界不清；箭头为疝入的囊实混合性结构（肠管可能）；T 为睾丸

病例 2　患者，男，61 岁，因"右侧腹股沟包块嵌顿不能回纳 8 小时"入院。患者入院前 8 小时出现右下腹痛，之后疼痛症状加剧，右下腹有一肿物脱出，不能回纳。查体：右侧阴囊处可见 13cm×9cm×7cm 大小包块，局部皮肤张力高，触痛明显，不可回纳，全腹软，无压痛及反跳痛，皮肤无黄染、无色素沉着，腹部无手术瘢痕。患者 CT 检查见图 2-4-2，腹股沟疝术中所见见图 2-4-3。

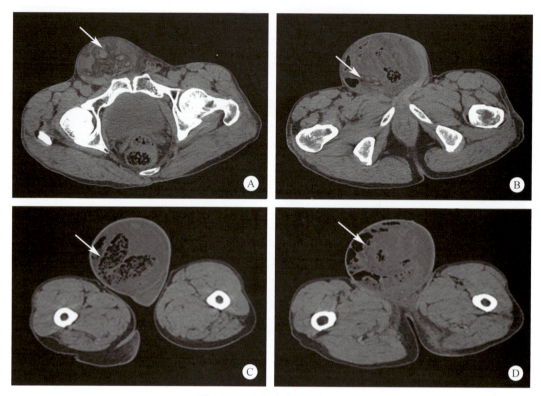

图 2-4-2　腹股沟疝 CT 表现

CT 所见：右侧腹股沟疝，疝囊大小约 12.5cm×12.2cm，可见腹腔系膜及肠管疝入，疝囊内肠管积气积液，箭头所指处为疝囊

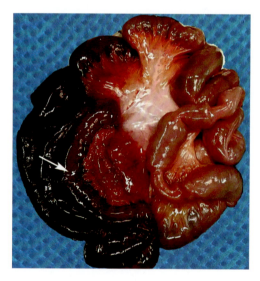

图 2-4-3　腹股沟疝术中所见

术中所见：回肠疝入右侧阴囊并嵌顿，松解疝囊回纳小肠后可见坏死小肠，长约 120cm，坏死肠段距回盲部约 10cm，距十二指肠悬韧带约 210cm，箭头所指处为坏死小肠

病例 3　患者，男，70岁，因"发现右侧腹股沟可回纳包块1年，再发伴疼痛1天"入院。1年前，患者右侧腹股沟出现可回纳包块，未予以治疗。1天前再发右侧腹股沟包块，大小约10cm×5cm×3cm，进入阴囊，不可回纳，伴腹痛，肛门停止排气排便。患者CT检查见图2-4-4，术中所见见图2-4-5。

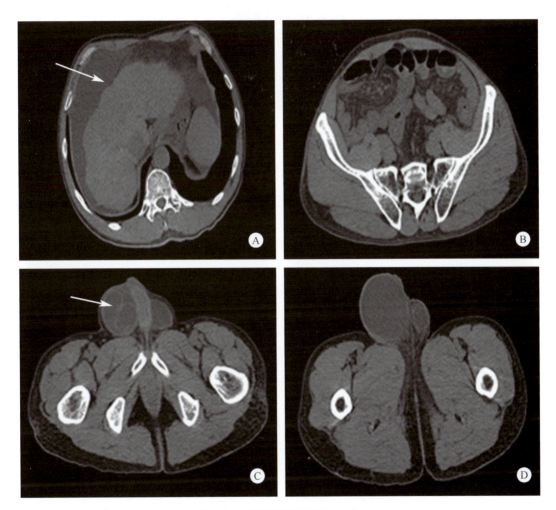

图 2-4-4　腹股沟斜疝嵌顿CT表现

CT所见：右侧腹股沟疝，疝内容物为部分小肠及系膜，近段肠管未见扩张。双侧阴囊区积液，腹盆腔积液，系膜、网膜肿胀，部分肠壁肿胀。A箭头所指为腹腔积液，C箭头所指为右侧腹股沟疝

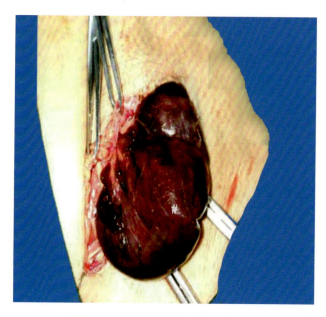

图 2-4-5　右腹股沟斜疝嵌顿术中所见

术中所见：右侧腹股沟疝囊位于腹壁下动脉外侧，疝囊大小约 8cm×6cm，右疝环口直径约 3cm，包块不可回纳伴嵌顿，坠入阴囊。疝内容物为小肠及其系膜，疝入肠段长约 15cm，见嵌顿小肠坏死（＃），颜色暗黑，无活性

第二节　腹　壁　疝

病例　患者，女，77 岁，因"左中腹壁包块 2 年，逐渐长大伴明显腹胀腹痛 6 个月"入院。2 年前患者因转移性右下腹疼痛就诊于当地医院，行"阑尾切除术"。术后出现左中腹壁包块，伴轻微腹胀、腹痛。6 个月前患者左侧腹壁包块逐渐长大，不可回复，伴明显腹胀、腹痛，偶有呕吐，呕吐物为少量胃内容物，无呕血、黑便、腹泻、停止排气排便等不适。患者 CT 检查见图 2-4-6。

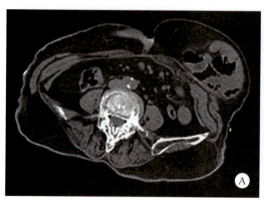
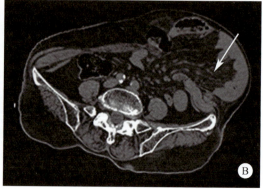

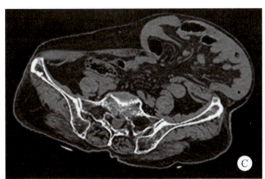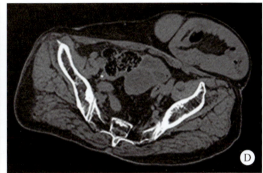

图 2-4-6 腹壁疝 CT 表现

CT 所见：左下腹壁疝，疝内容物为部分小肠肠管、系膜及脂肪组织，疝入肠管壁未见明显肿胀，近端小肠未见明显梗阻征象。箭头处为腹壁疝及疝内容物

第三节 脐 疝

病例 患者，女，75 岁，因"腹痛腹胀伴肛门停止排便排气 1 天"入院，患者于 1 天前无明显诱因出现持续性全腹胀痛，上腹尤甚，不伴背部放射痛，肛门停止排气排便，有恶心，无呕吐，无发热、头晕、头痛等症状。查体：腹部膨隆，腹壁静脉曲张，未见胃肠型及蠕动波，脐周见瘀斑，脐部有直径约 10cm 包块凸起，全腹肌紧张，有压痛，上腹明显，无反跳痛，肝脾肾未扪及，无叩痛，腹部移动性浊音阴性，肠鸣正常。肛门未见异常。患者 CT 检查见图 2-4-7，术中所见见图 2-4-8。

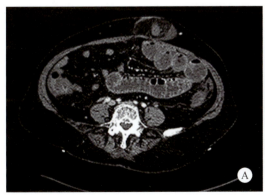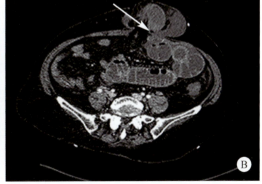

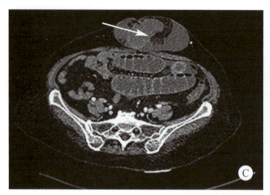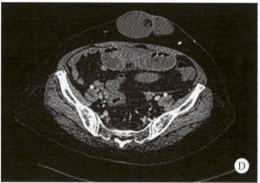

图 2-4-7　脐疝 CT 表现

CT 所见：中下腹壁白膜区结构薄弱，邻近脐周皮下脂肪间隙见腹膜、中下腹部分小肠及系膜疝入，疝囊内肠管扩张积液，周围脂肪间隙肿胀，并散在少许积液影，疝环直径约 3.3cm，局部肠管塌陷，其近端小肠明显扩张积液、积气，并见数个短小气液平面，对应小肠系膜及邻近壁腹膜增厚、肿胀，多系脐疝伴小肠梗阻改变。B 箭头处为疝环，C 箭头处为疝内容物

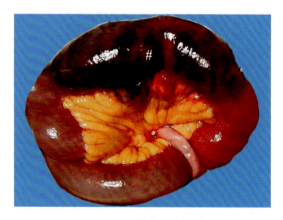

图 2-4-8　脐疝术中所见

术中所见：切口脐环打开松解疝囊，疝内容物为小肠及部分大网膜，可见距 Treitz 韧带 170～190cm 处小肠缺血坏死发黑。# 标注处为肠坏死发黑处

第四节　造　口　疝

病例　患者，女，68 岁，因"外伤后肠管脱出 11 小时"入院。11 小时前患者不慎跌倒时向前扑倒在地，腹部造瘘口被戳伤（具体致伤物不详），随后出现腹痛，无恶心呕吐、头晕、意识障碍、肢体活动障碍等。患者 CT 检查见图 2-4-9，术中所见见图 2-4-10。

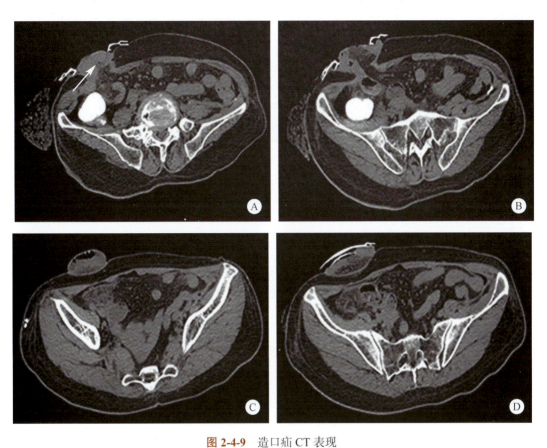

图 2-4-9　造口疝 CT 表现

CT 所见：右下腹造瘘区见较多小肠及系膜走行，考虑造瘘口疝，目前疝入系膜及小肠，箭头所指为造口处

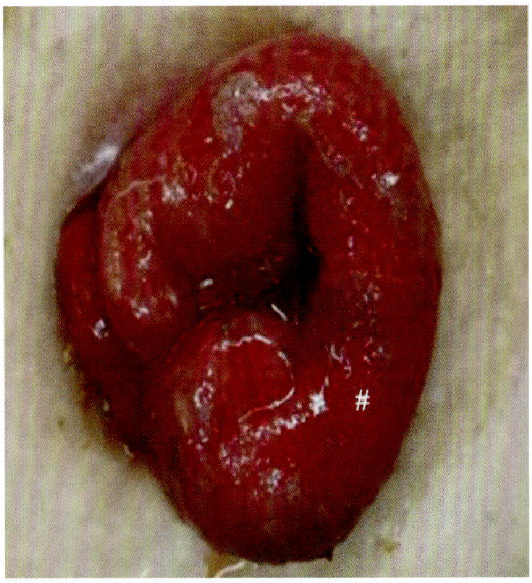

图 2-4-10　造口疝术中所见

术中所见：原小肠造瘘口处见肠管脱出，肠管颜色呈暗红色（＃）

第五章　胃、十二指肠疾病

第一节　胃　　炎

胃炎（gastritis）是胃黏膜炎症的统称，按照发病的缓急，可分为急性胃炎和慢性胃炎，按病因不同可分为幽门螺杆菌感染相关性胃炎、应激性胃炎、自身免疫性胃炎等。临床上主要表现为恶心、呕吐、消化道出血和上腹部疼痛等。

1.浅表性胃炎

病例　患者，男，50岁，反酸嗳气，上腹部疼痛半年余，来院就诊，行超声（图 2-5-1）和胃镜检查，诊断为浅表性胃炎。

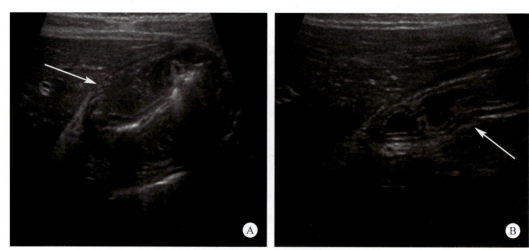

图 2-5-1　浅表性胃炎超声表现

超声所见：胃壁增厚，胃壁内外两条强回声线之间的距离代表胃壁的厚度，正常为 3 ～ 5mm，超过上述正常厚度（A）显示横断面壁的增厚（箭头）；B 显示治疗后的情况（箭头）

2. 急性胃炎

病例 1　患者，女，25 岁，2 天前进食不洁食物后出现恶心、呕吐伴上腹部疼痛，行胃镜检查（图 2-5-2～图 2-5-4），诊断为急性胃炎。

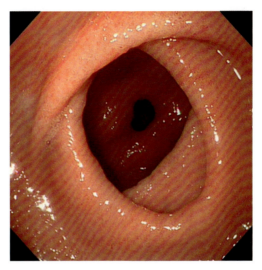

图 2-5-2　急性胃炎胃窦内镜表现

内镜所见：胃窦蠕动好，呈花斑样改变，红白相间，白相增多

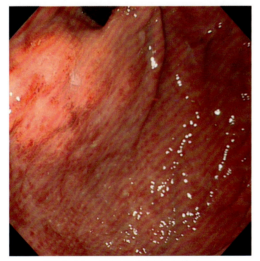

图 2-5-3　急性胃炎胃底内镜表现

内镜所见：胃底黏膜充血水肿明显，黏液湖清亮

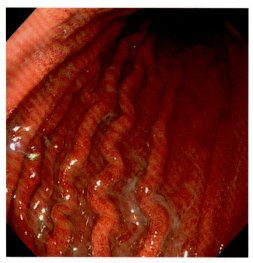

图 2-5-4　急性胃炎胃体内镜表现

内镜所见：胃体黏膜充血水肿明显

　　病例2　患者，男，29岁，饮酒后频繁呕吐伴上腹部疼痛，难以忍受，行胃镜检查（图 2-5-5 ～图 2-5-8），诊断为急性胃炎。

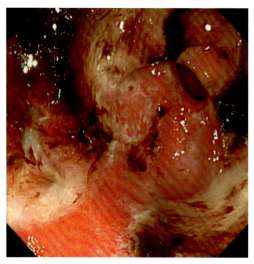

图 2-5-5　急性胃炎胃窦内镜表现

内镜所见：胃窦蠕动好，黏膜表面覆白苔及咖啡色苔，附着紧密，不易冲洗

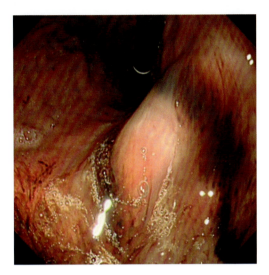

图 2-5-6　急性胃炎胃角内镜表现

内镜所见：胃角呈弧形，黏膜表面覆白苔及咖啡色苔，附着紧密，不易冲洗

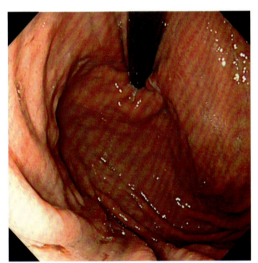

图 2-5-7　急性胃炎胃底内镜表现

内镜所见：胃底黏膜充血水肿，散在糜烂面，黏液湖清亮

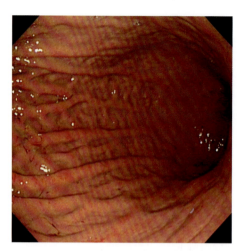

图 2-5-8　急性胃炎胃体内镜表现

内镜所见：胃体黏膜充血水肿，散在糜烂面

3. 慢性萎缩性胃炎

病例 1　患者，男，71 岁，因"上腹部不适 10 余年，再发加重 2 个月"入院，行胃镜检查（图 2-5-9、图 2-5-10）及病理学活检（图 2-5-11），诊断为慢性萎缩性胃炎。

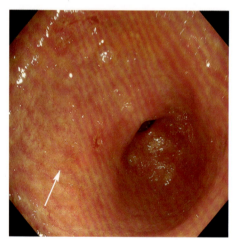

图 2-5-9　慢性萎缩性胃炎内镜表现

内镜所见：胃窦黏膜红白相间，白相增多（箭头）

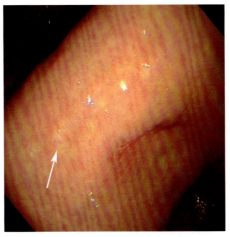

图 2-5-10　慢性萎缩性胃炎胃角内镜表现

内镜所见：胃角黏膜红白相间，白相增多（箭头）

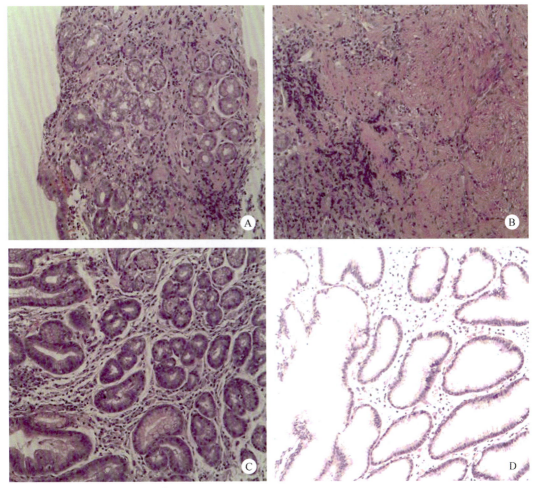

图 2-5-11　慢性萎缩性胃炎 HE 染色（100×）

病理诊断：胃窦黏膜活检诊断为慢性萎缩性胃炎伴糜烂

病例 2　患者，男，45 岁，1 年前无明显原因出现上腹部不适、腹胀、嗳气、恶心，行胃镜检查（图 2-5-12～图 2-5-14），诊断为慢性非萎缩性胃炎。

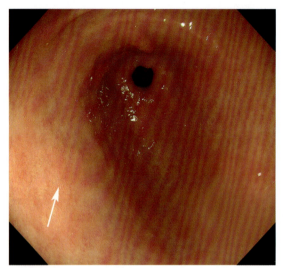

图 2-5-12　慢性非萎缩性胃炎胃窦内镜下表现

内镜所见：胃窦蠕动好，发生花斑样改变，红白相间，白相增多（箭头）

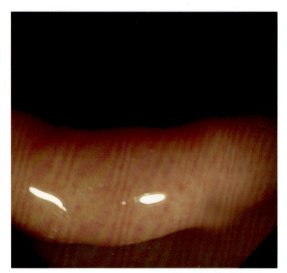

图 2-5-13　慢性非萎缩性胃炎胃角内镜下表现

内镜所见：胃角呈弧形，黏膜光滑，未见异常

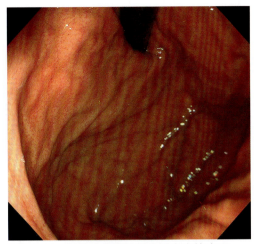

图 2-5-14　慢性非萎缩性胃炎胃底内镜表现

内镜所见：胃底黏膜光滑，色泽橘红，未见异常

第二节　胃及十二指肠溃疡

1. 胃溃疡

　　胃溃疡（gastric ulcer）指贲门至幽门之间的胃黏膜被消化液自消化造成的超过黏膜肌层的组织损伤，是消化系统常见疾病之一，临床上常表现为饥饿不适、饱胀嗳气、泛酸或餐后定时的慢性中上腹疼痛，严重时可有黑便与呕血。

　　病例 1　患者，男，52 岁，上腹部胸骨剑突处餐后疼痛，腹胀，反酸，食欲缺乏，行超声检查（图 2-5-15），提示胃体溃疡。

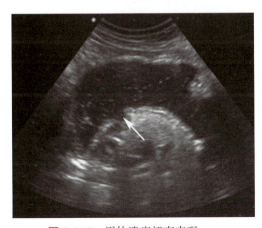

图 2-5-15　胃体溃疡超声表现

超声所见：黏膜下层中断，局部胃壁蠕动减弱，局部凹陷显示胃体后壁溃疡，胃壁增厚，箭头所指为胃溃疡部位

病例 2　患者，女，52 岁，上腹痛，腹胀，反酸、胃灼热，餐后 2 小时可缓解，行超声检查（图 2-5-16），提示胃溃疡。

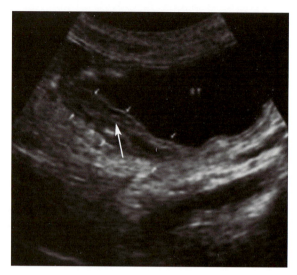

图 2-5-16　胃角溃疡超声表现

超声所见：黏膜层连续性中断，出现弧形凹陷或类圆形强回声斑，凹陷内有纤维素样渗出坏死物附着及气体聚集形成的强回声；箭头为胃溃疡位置

病例 3　患者，男，61 岁，因"黑便 1 周"入院，行胃镜检查（图 2-5-17），诊断为胃溃疡，病理结果见图 2-5-18。

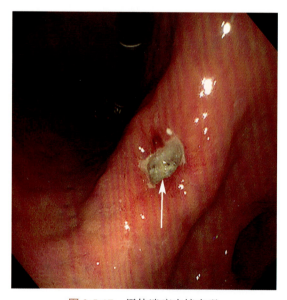

图 2-5-17　胃体溃疡内镜表现

内镜所见：胃底 - 体交界前壁可见一直径约 0.6cm 深溃疡（箭头）

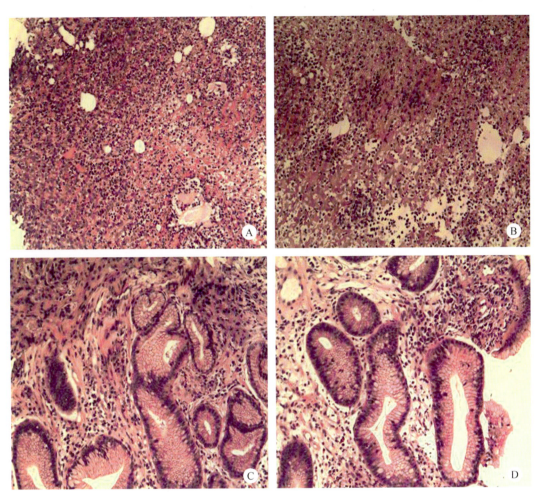

图 2-5-18　胃体溃疡 HE 染色（100×）

病理诊断：胃体黏膜活检诊断为胃体溃疡

2. 十二指肠溃疡

十二指肠溃疡（duodenal ulcer）是消化性溃疡的常见类型之一，其发病与胃酸分泌异常、幽门螺杆菌感染、服用非甾体抗炎药、生活及饮食习惯、饮酒及精神心理因素等密切相关。

病例 1　患者，女，48 岁，饥饿时上腹部隐痛不适，餐后可缓解 3 月余，超声提示十二指肠溃疡（图 2-5-19）。

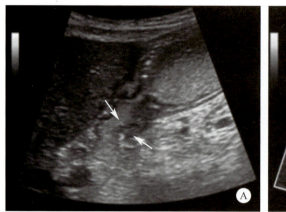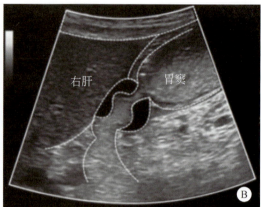

图 2-5-19　十二指肠球部对吻性溃疡超声表现

超声所见：十二指肠球部不规则增厚（箭头），部分肠腔狭窄，可见胃内容物反流往复运动

　　病例 2　患者，男，69 岁，因"反复上腹部疼痛 1 年，再发加重 10 天"就诊，胃镜诊断为十二指肠球部溃疡（图 2-5-20）。

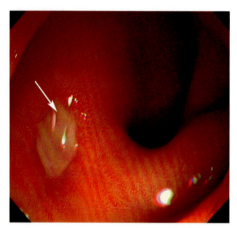

图 2-5-20　十二指肠球部溃疡内镜表现

内镜所见：十二指肠球部前壁可见一直径约 0.6cm 的溃疡，表面覆白苔，周边黏膜充血水肿。考虑为十二指肠球部溃疡（活动期）。箭头所指为溃疡所在之处

第三节　胃、十二指肠其他良性疾病

1. 胃息肉

　　胃息肉（gastric polyps）指胃黏膜表面长出的突起状乳头状组织，息肉较小时常无明显症状，一般在胃镜检查时偶然发现。有症状时常可表现为恶心、呕吐，上腹隐痛、腹胀、不适等。生长于贲门附近的息肉可导致吞咽困难，位于幽门部的带蒂息肉可脱入幽门管或十二指肠，从而出现幽门梗阻。

病例 1 患者，男，63 岁，因"上腹部不适 2 年，再发 1 周"入院，胃镜诊断为胃息肉（图 2-5-21），病理结果见图 2-5-22。

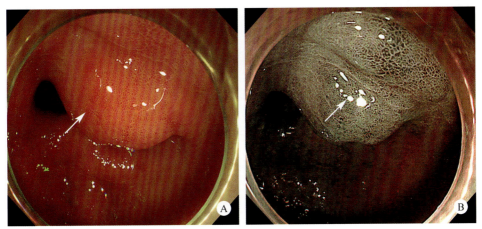

图 2-5-21 胃息肉内镜表现

内镜所见：胃窦小弯至后壁近幽门处见一大小约 2.5cm×2.0cm 宽基底息肉（A），染色后显示边界清楚（B），用甘油果糖肾上腺素稀释液黏膜下注射后抬举征阳性，用一次性黏膜切开刀（Dual knife）环周切开后沿黏膜下剥离完整切除病变送检，箭头所指为胃息肉

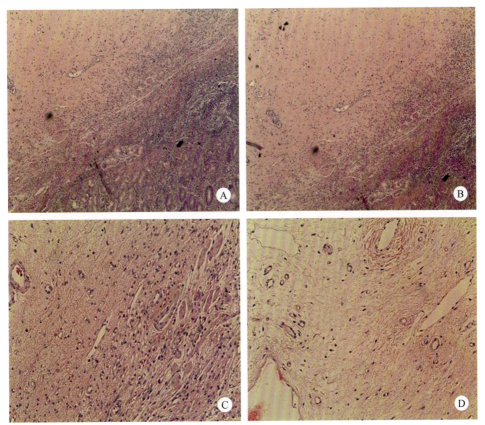

图 2-5-22 胃息肉病理学染色（100×）

病理诊断：胃息肉组织进行病理学检测，诊断为胃窦炎性纤维性息肉

病例2　患者，女，60岁，因"上腹部疼痛3个月"入院，行胃镜检查（图2-5-23），诊断为胃体息肉，病理结果见图2-5-24。

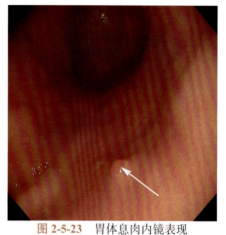

图 2-5-23　胃体息肉内镜表现

内镜所见：胃体大弯侧可见一直径约 0.3cm 的息肉（箭头）

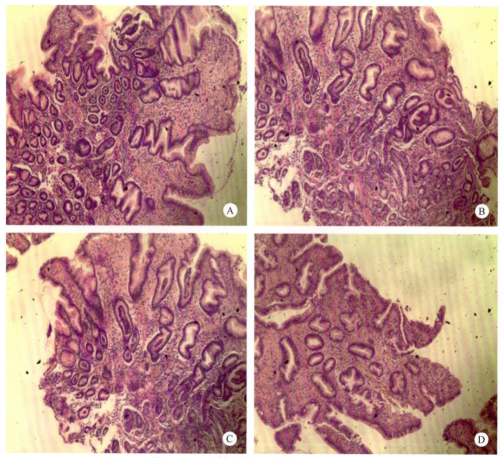

图 2-5-24　胃体息肉 HE 染色（100×）

病理诊断：息肉病理学检测诊断为胃体炎性息肉

病例3　患者，女，65岁，因"上腹部疼痛2个月"入院，行胃镜检查（图2-5-25～图2-5-27），诊断为胃贲门息肉。

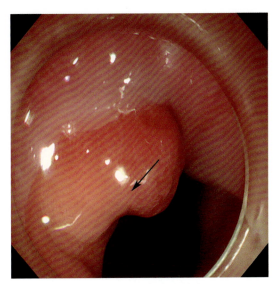

图 2-5-25　贲门息肉内镜表现

内镜所见：贲门10点至12点钟方向见一直径约1.5cm的宽基底息肉，表面充血水肿，箭头处为贲门息肉

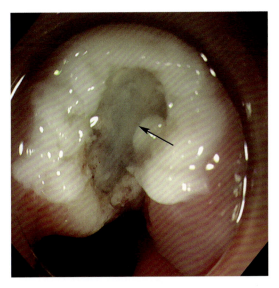

图 2-5-26　贲门息肉切除创面内镜表现

内镜所见：染色确定边界后，用生理盐水靛胭脂肾上腺素稀释液黏膜下注射使息肉充分抬起后，用电圈套器套住息肉根部，通电切除息肉送检，残根发白无出血；箭头处为内镜切除后创面

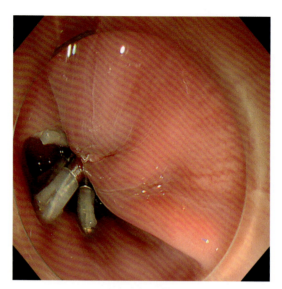

图 2-5-27　贲门息肉切创面内镜表现

内镜所见：息肉切除后，用钛夹 8 枚夹闭创面

病例 4　患者，女，38 岁，无明显原因出现上腹部疼痛 1 月余，行胃镜检查（图 2-5-28、图 2-5-29），诊断为胃底息肉。

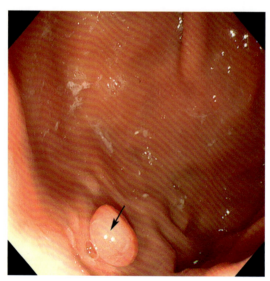

图 2-5-28　胃底息肉内镜表现

内镜所见：胃底部见一直径约 0.8cm 的息肉，用生理盐水靛胭脂稀释液黏膜下注射使息肉充分抬起后，用圈套器套住息肉根部，通电切除息肉送检，残根发白无出血；箭头处为胃底息肉

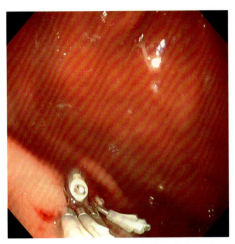

图 2-5-29　胃底息肉切除创面内镜表现

内镜所见：切除息肉后，钛夹 4 枚夹闭创面

2. 幽门梗阻

幽门梗阻（pyloric obstruction）指由于幽门通过障碍，导致胃内容物不能顺利进入肠道而在胃内大量潴留，临床上常表现为长期不能正常进食、恶心及大量呕吐、腹痛、腹胀等。

> **病例**　患者，女，43 岁，反复呕吐，呕吐物为胃内容物，近半个月以来身体消瘦，行超声检查（图 2-5-30），提示为幽门梗阻。

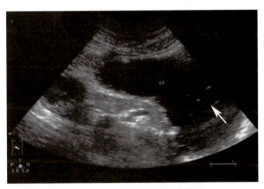

图 2-5-30　幽门梗阻超声表现

超声所见：空腹检查可发现胃腔内大量细碎均匀的食糜、胃腔扩张等，胃幽门部可见逆蠕动，表现为胃潴留（箭头）

3. 先天性肥厚性幽门狭窄

先天性肥厚性幽门狭窄（congenital hypertrophic pyloric stenosis）主要是由于幽门环形肌肥厚增生致使幽门管狭窄，胃内容物通过障碍导致胃潴留、胃扩张。临床上可在腹部扪

及肿块，对于婴幼儿不明原因的呕吐应考虑到本病的可能。

> **病例**　患儿，男，2 周龄，反复呕吐，超声提示幽门管腔狭窄（图 2-5-31）。

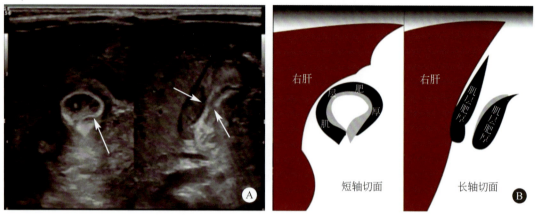

图 2-5-31　先天性肥厚性幽门狭窄超声表现

超声所见：胃内液体增多，幽门管壁增厚，以肌层增厚为主（＞ 4mm），长径＞ 17mm，幽门管腔狭窄。胃窦纵切面呈"宫颈"样，短轴面呈"同心圆"状，箭头处为增厚的幽门

4. 胃结石

胃结石（gastric concretion）是因进食某种物质后在胃内形成的石性团块状物质，形状多为圆形或椭圆形，大小不一。因结石成分的不同可分为植物性结石、毛发性结石和混合性结石 3 种，其中植物性结石临床最常见。该病临床常表现为上腹部不适、胀满、恶心或疼痛感、食欲缺乏、消化不良等症状。

> **病例**　患者，女，32 岁，喜食柿子，近来进食柿子后，上腹部不适，行超声（图 2-5-32）和胃镜检查，超声提示为胃结石，胃镜确诊为胃结石。

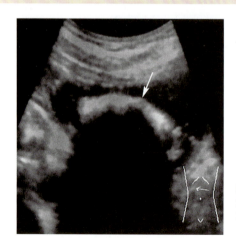

图 2-5-32　胃结石超声表现

超声所见：声像图上显示胃内团块状强回声，后伴声影，随体位改变可移动，箭头所示为团块状强回声，后方伴声影

5. 胃穿孔

胃穿孔（gastric perforation）是胃溃疡最严重的并发症之一，由于溃疡不断加深，穿透肌层、浆膜层，最后穿透胃壁而发生穿孔，临床常表现为上腹部的剧烈疼痛。

病例 1　患者，男，35 岁，饮酒后，上腹部剧烈疼痛，急诊就诊，超声提示腹腔内有游离气体及腹腔积液（图 2-5-33），急诊胃镜诊断为胃穿孔。

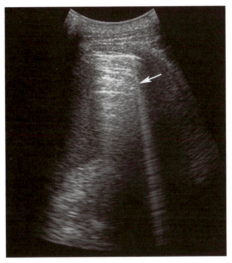

图 2-5-33　胃穿孔超声表现

超声所见：腹腔内游离气体（箭头）及腹腔积液

病例 2　患者，女，35 岁，剧烈腹痛 12 小时，查体：全腹压痛，反跳痛，肌紧张，以中上腹为主，行 CT 检查，CT 提示胃穿孔可能（图 2-5-34），术中证实穿孔部位为胃幽门穿孔。

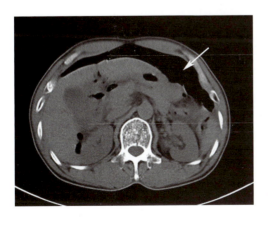

图 2-5-34　幽门穿孔 CT 表现

CT 所见：腹腔内有游离气体（箭头），少量腹腔积液

第四节　十二指肠癌

　　十二指肠癌（duodenal cancer）指发生于十二指肠的癌症。临床上早期十二指肠癌一般症状不明显，可表现为厌食、恶心、呕吐、上腹部疼痛、贫血及黄疸等。

　　病例　患者，男，48岁，因"上腹饱胀1个月"入院，胃镜诊断为十二指肠肿物（图2-5-35），性质待查，病理结果见图2-5-36。

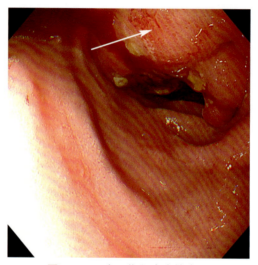

图 2-5-35　十二指肠癌内镜表现

内镜所见：球部、球后至降段见3/4圈肿物凸向腔内，表面溃烂，箭头处为十二指肠肿物位置

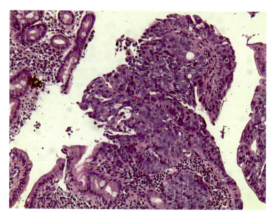

图 2-5-36　十二指肠癌 HE 染色（100×）

病理诊断：十二指肠组织活检，诊断为十二指肠癌

第五节　胃 淋 巴 瘤

胃淋巴瘤（gastric lymphoma）指发生于胃而起源于黏膜下层淋巴组织的肿瘤，可分为溃疡型、浸润型、结节型、息肉型及混合型，溃疡型最为常见。低度恶性淋巴瘤临床可表现为消化不良、恶心和呕吐。高级别恶性淋巴瘤可表现为体重减轻、明显的上腹部包块及胃出血，晚期与胃癌临床症状极为相似。

病例1　患者，男，48岁，因"上腹部疼痛伴恶心、呕吐半年"入院，胃镜见肿物样增生（图2-5-37），病理诊断为胃淋巴瘤（图2-5-38）。

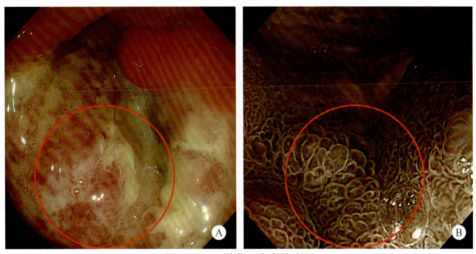

图 2-5-37　胃淋巴瘤内镜表现

内镜所见：A.胃窦壁增厚，蠕动差，中下段见4/5圈肿物样增生，表面凹凸不平，呈结节样，表覆薄白苔，周边黏膜充血水肿，部分呈围堤样改变；B.胃窦周围黏膜行窄带成像放大内镜技术染色未见明显分界线。圈出区域为肿物增生位置

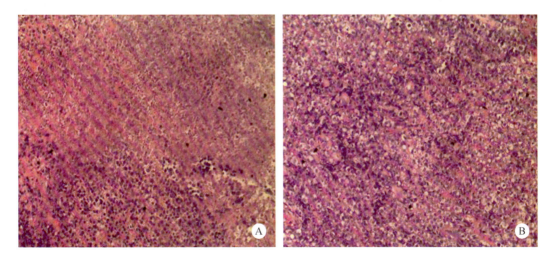

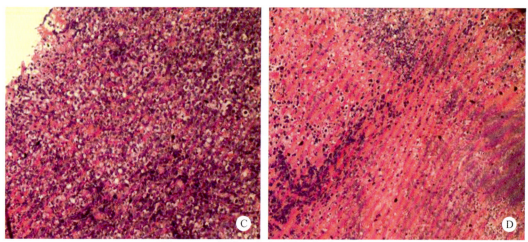

图 2-5-38   胃淋巴瘤病理学染色（40×）

病理诊断：胃窦黏膜组织活检结合 HE 形态及免疫组化检查结果，病变支持弥漫性大 B 细胞淋巴瘤（非生发中心来源）

病例 2   患者，男，53 岁，9 年前被诊断为恶性淋巴瘤，并在医院化疗 10 余次，1 个月前无明显诱因感到上腹部闷胀、疼痛，伴有反酸、呃逆，无恶心、呕吐，无腹泻、便秘、便血，无头晕、头痛、胸闷、胸痛、呼吸困难、心悸等症状，来院就诊。CT 检查结果见图 2-5-39.

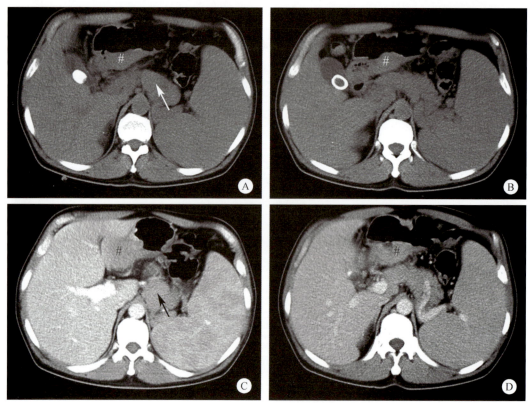

图 2-5-39   胃淋巴瘤 CT 图像

CT 所见：胃窦后壁广泛不规则性增厚，并见软组织结节向腔内突入，CT 值约 45HU，增强后中度均匀强化。胃周及肠系膜血管根部、腹膜后腹主动脉旁多发肿大淋巴结，最大者约 3.7cm，增强后轻中度强化。#指增厚的胃壁，箭头指增大的淋巴结

第六节　胃间质瘤

胃肠道间质瘤（gastrointestinal stromal tumor, GIST）是一类起源于胃肠道间叶组织的肿瘤，具有潜在恶性倾向。胃间质瘤（gastric stromal tumor）是发生于胃的胃肠道间质瘤，其肿瘤大小不一，直径 0.8 ~ 20cm，可单发或多发。因肿瘤大小和生长位置的不同，临床表现为无痛腹部肿块、腹部不适或腹痛、呕吐、便血或呕血、疲劳、高热和贫血。

病例 1　患者，男，25 岁，体检超声发现胃体壁块状肿物（图 2-5-40），病理诊断为胃间质瘤。

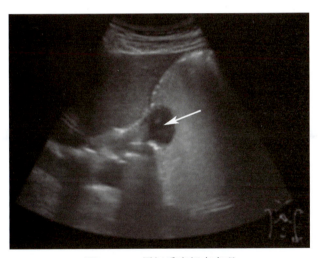

图 2-5-40　胃间质瘤超声表现

超声所见：胃体壁块状低回声，凸向胃腔，肿块形态规则，壁光滑，内部回声均匀，箭头所示为肿块，超声提示间质瘤可能性大

病例 2　患者，女，28 岁，上腹部不适，查体扪及包块，活动度可，行超声检查（图 2-5-41），提示胃部肿物，病理诊断为贲门间质瘤。

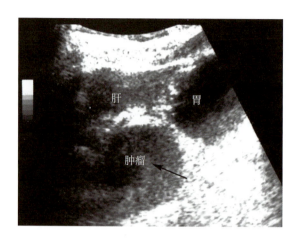

图 2-5-41 贲门间质瘤超声表现

超声所见：贲门实质性肿块，呈类圆形，突向腔内，大小约 9cm，箭头所指为肿块，考虑间质瘤可能性大

病例 3 患者，男，36 岁，上腹部不适，外院胃镜显示胃体前壁类圆形肿物，凸向胃腔，超声所示（图 2-5-42）：内部回声中等偏低，不甚均匀肿块，可活动，肿块位于黏膜下层强回声线之外，考虑间质瘤可能性大。

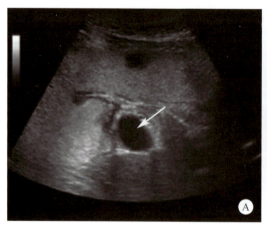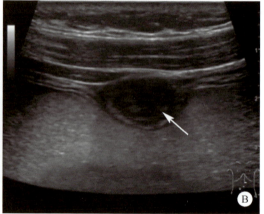

图 2-5-42 胃体前壁间质瘤超声表现

超声所见：肿块可活动，内部回声中等偏低，不甚均匀，较大的肿块内部有液性无回声区，偶可见强回声钙化灶；肿块黏膜面可完整光滑（箭头）

病例 4 患者，女，54 岁，因"发现上腹部包块 1 年多"入院。查体：腹壁平软，左上腹可扪及一直径约 9cm 的包块，边界不清，不活动，无压痛及反跳痛。患者 CT 检查见图 2-5-43，手术切除肿物见图 2-5-44。

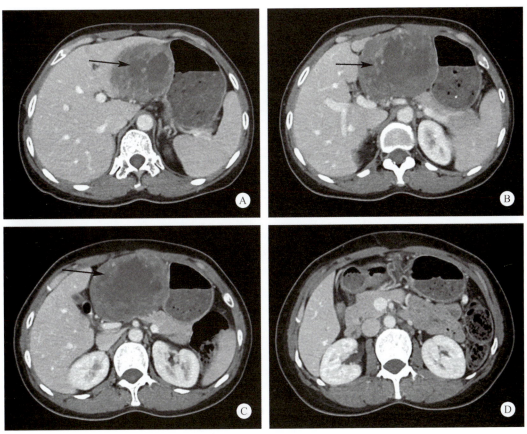

图 2-5-43　胃间质瘤 CT 表现

CT 所见：肝胃韧带区见软组织密度肿块影，大小约 9.7cm×8.1cm，其内密度不均匀，并见液液平面，提示合并出血可能，增强扫描呈不均匀强化，内见无强化液化坏死区，可见腹腔干分支动脉供血，与邻近胃壁、肝左叶分界欠清，病变推挤邻近胰腺、门静脉向后下方移位，箭头所指为胃间质瘤

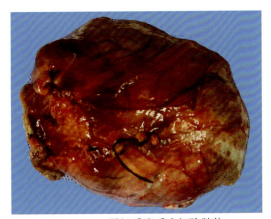

图 2-5-44　胃间质瘤手术切除肿物

术中所见：胃体小弯侧见巨大外生性包块，沿小网膜前后层之间生长，肿瘤包绕胃左动静脉，切除标本后剖视肿瘤见肿块大小约 9cm×9cm×8cm，肿瘤中央可见囊腔，囊腔内液化坏死，边界清楚，底部平整。肿块剖面呈鱼肉样，未见钙化、出血等，图示为切除后肿瘤大体观

病例5　患者，男，53岁，半年前无明显诱因出现上腹部胀痛，持续1小时左右自行缓解，伴有反酸恶心，进食加重，疼痛与呼吸无明显关系；无恶心、呕吐、黑便、便血及呕血等；无胸闷、胸痛、气短及心悸等；无呼吸困难、咳嗽、咳痰、低热盗汗等，行胃镜检查示胃体黏膜下隆起，间质瘤可能。患者CT检查见图2-5-45。

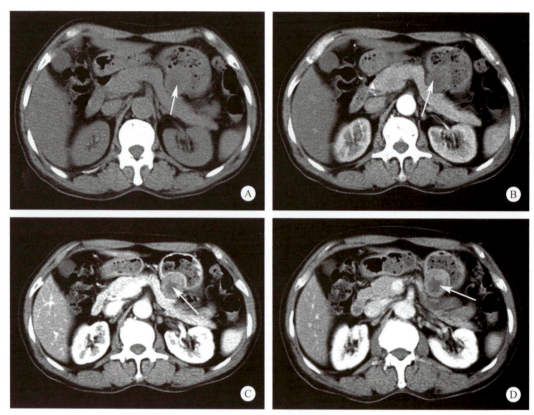

图2-5-45　胃间质瘤CT表现

CT所见：胃体部胃壁后外侧，见一凸向外侧、类圆形软组织密度影，大小约3.2cm×2.8cm，CT值约22HU，增强后中度不均匀强化，内见未强化区，诊断为胃间质瘤，箭头所指为胃间质瘤

第七节　胃　癌

　　胃癌（gastric carcinoma）是起源于胃黏膜上皮的恶性肿瘤，是消化系统常见的恶性肿瘤，胃癌可发生于胃的任何部位，胃窦部多见。根据病理类型可分为腺癌、腺鳞癌、鳞癌、类癌等。早期胃癌可无明显症状，少数人表现为恶心、呕吐等上消化道症状。进展期胃癌常发生疼痛与体重减轻。

1. 早期胃癌

> **病例**　患者，女，52岁，因"反复上腹部疼痛10年，再发加重1个月"入院。胃镜提示：胃角黏膜充血水肿，见线性溃疡（图2-5-46、图2-5-47）。胃镜诊断为胃角早癌可能，病理结果见图2-5-48。

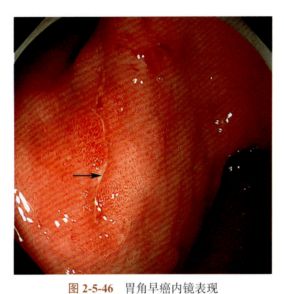

图 2-5-46　胃角早癌内镜表现

内镜所见：胃角黏膜粗糙、凹凸不平，表面黏膜充血水肿，见线性溃疡，箭头所指为病灶位置

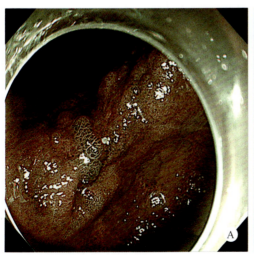

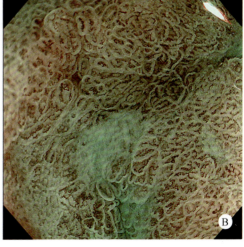

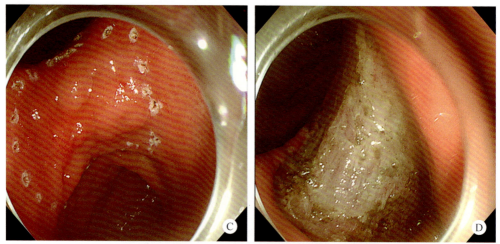

图 2-5-47 胃角早癌内镜表现

内镜所见：A. 窄带成像内镜下染色表现；B. 窄带成像放大内镜下染色可见分界线，分界线内微结构表型紊乱、消失，微血管表型紊乱、增粗、扭曲，靛胭脂染色病灶边界清晰；C. 甘油果糖肾上腺素稀释液黏膜下注射后抬举征阳性，用 Dual 刀标记；D. 病灶切除创面用电凝止血

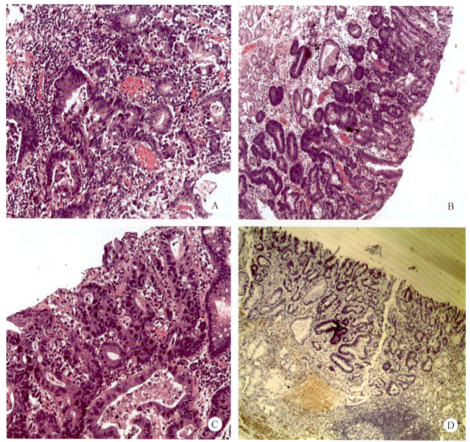

图 2-5-48 胃角早癌 HE 染色（100×）

病理诊断：黏膜高级别上皮内瘤变，部分为黏膜内中 - 高分化腺癌。水平切缘阴性，病变距水平切缘最近距离为 2mm，垂直切缘阴性，病变距水平切缘最近距离为 1mm。脉管侵犯（-），神经侵犯（-）。周围黏膜呈慢性萎缩性胃炎改变，萎缩（++），炎症（+），肠化（++）

2.中晚期胃癌

病例 1　患者，男，60 岁，因恶心呕吐、上腹部不适、进食后饱胀及黑便就诊，超声提示胃壁增厚、僵硬（图 2-5-49），胃镜结合病理诊断为胃癌。

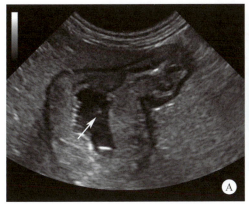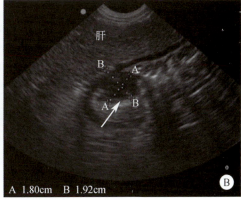

图 2-5-49　中晚期胃癌超声表现

超声所见：胃壁不规则增厚、僵硬，胃蠕动消失，箭头所指为胃癌病灶的位置

病例 2　患者，男，56 岁，恶心呕吐、嗳气反酸、上腹部疼痛、消瘦，行超声检查提示胃癌（图 2-5-50），后经胃镜和病理诊断为胃癌。

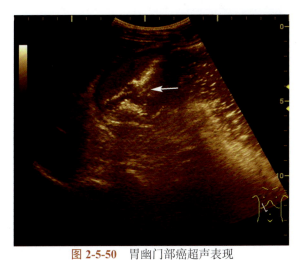

图 2-5-50　胃幽门部癌超声表现

超声所见：胃幽门处不规则增厚、壁僵硬，所致狭窄，胃潴留，箭头所指为肿块位置

病例 3　患者，女，65 岁，上腹部不适，灼热感，食欲减退，体重下降，行胃镜、超声及病理检查，超声提示胃癌（图 2-5-51），内镜和病理诊断为胃癌。

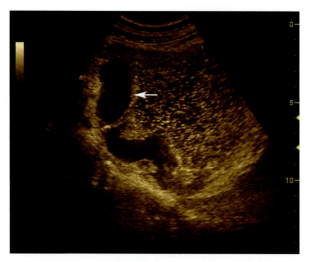

图 2-5-51 胃体部癌伴淋巴结转移超声表现

超声所见：胃体部壁僵硬、不规则增厚，箭头所指为肿块位置

病例 4　患者，女，75 岁，因"反复上腹部疼痛 10 余年，再发加重 1 个月"就诊，胃镜检查提示胃癌（图 2-5-52），病理检查确诊为胃癌（图 2-5-53）。

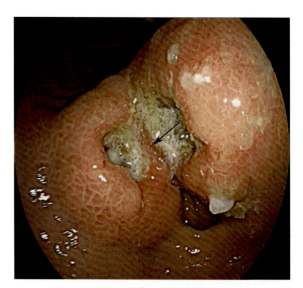

图 2-5-52 胃窦、胃角癌内镜表现

内镜所见：胃窦前壁、小弯侧见一直径约 3.5cm 肿物，表面充血水肿、溃烂，侵犯胃角，考虑胃窦、胃角癌，箭头所指为病灶

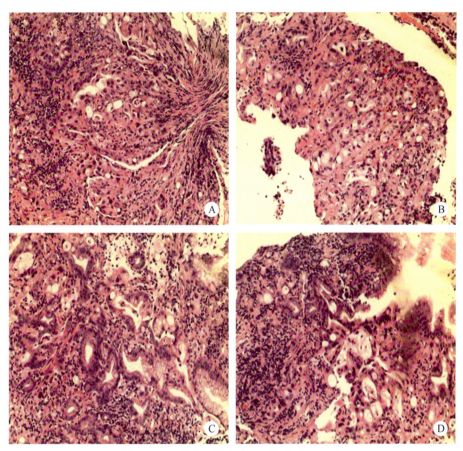

图 2-5-53 胃窦、胃角癌 HE 染色（100×）

病理诊断：胃窦、胃角黏膜组织行 HE 染色，诊断为中分化腺癌

病例 5 患者，男，65 岁，因"间歇性腹胀 1 年"入院。胃镜提示胃体上段溃疡，性质不明确，慢性非萎缩性胃窦炎伴痘疹。病理活检提示低分化腺癌（印戒细胞癌）。CT 检查见图 2-5-54。

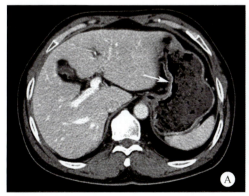
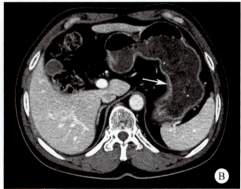

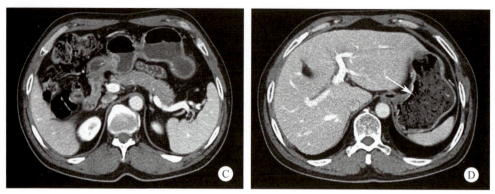

图 2-5-54 胃癌 CT 表现

CT 所见：胃体小弯壁稍增厚，黏膜面较明显强化，浆膜面清晰。腹腔、腹膜后未见肿大淋巴结，腹腔未见积液。箭头所指为增厚、强化的胃壁

病例 6 患者，女，57 岁，因"上腹部不适 2 个月"入院。胃镜提示胃体溃疡，病理诊断为低分化腺癌（含印戒细胞癌成分）。CT 检查见图 2-5-55，手术切除标本见图 2-5-56。

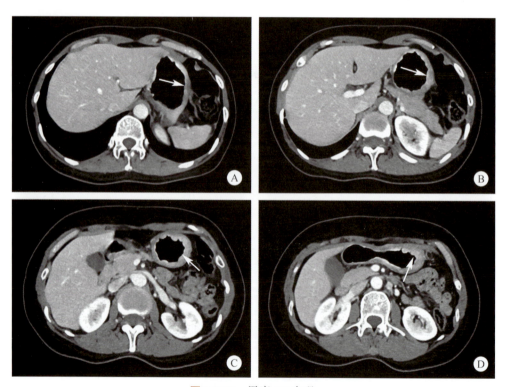

图 2-5-55 胃癌 CT 表现

CT 所见：胃壁不均匀增厚，黏膜面不光整，增强扫描明显强化，箭头所指为增厚胃壁

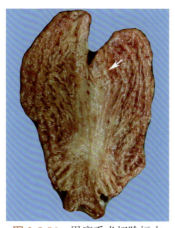

图 2-5-56　胃癌手术切除标本

术中所见：肿瘤主体位于胃体中份，胃壁弥漫性增厚，向上累及贲门，向下累及胃窦，大小约 12cm×10cm×2cm，胃小弯侧系膜明显受累牵缩，胃周较多肿大质硬淋巴结，尤其以胃小弯为甚。腹腔镜下游离胃结肠韧带，探查发现 Borrmann-Ⅳ 可能。箭头所指处为胃壁皮革样增厚

病例 7　患者，女，80 岁，因"消瘦、乏力半年"入院。胃镜提示胃窦见新生物，表面覆盖污秽物，广泛累及胃窦、胃角、胃体小弯，活检质脆，触之易出血。幽门变形、狭窄，遂停止进镜。活检提示为腺癌。CT 检查见图 2-5-57，手术切除标本见图 2-5-58。

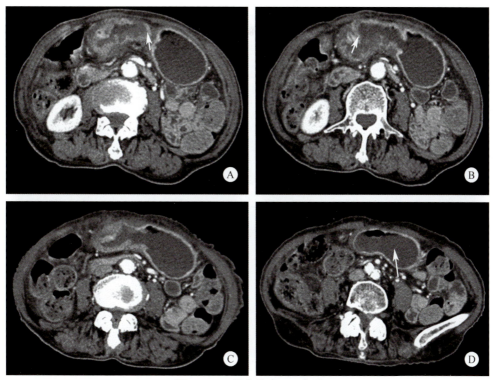

图 2-5-57　胃窦腺癌 CT 表现

CT 所见：胃窦部见胃壁增厚，部分呈结节状向腔内突起，浆膜面模糊，周围脂肪间隙消失，增强扫描呈不均匀强化，较厚（约 1.8cm），幽门部管腔狭窄，胃裸区见 2 枚淋巴结，较大（1.5～1.7cm）。A、B 箭头所指为肿瘤位置，D 箭头所指为胃的位置

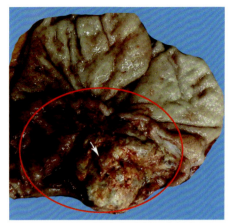

图 2-5-58　胃腺癌手术切除标本

术中所见：肿瘤骑跨胃窦小弯前后壁，大小约 12cm×8cm×4cm，肿瘤侵出浆膜累及横结肠系膜及胰腺被膜，腹腔动脉干周围、幽门下区域及胃小弯侧可见较多肿大质硬融合淋巴结，幽门下区域肿大质硬融合淋巴结包裹胃网膜右血管，胰腺上缘区域肿大质硬淋巴结与胰腺实质分界不清，并包绕胃左静脉及动脉。圈及图中箭头所指为病灶所在位置

> **病例 8**　患者，男，64 岁，因"呕吐 1 月余"入院。1 个多月前出现进食后呕吐，呕吐物为黑色糊状，伴黑便，胃镜检查示胃体、胃角溃疡型新生物，胃潴留。病理活检诊断：黏膜轻度慢性炎症伴溃疡形成，灶性区查见少许异型增生的腺体，腺癌形成。CT 检查见图 2-5-59，手术切除标本见图 2-5-60。

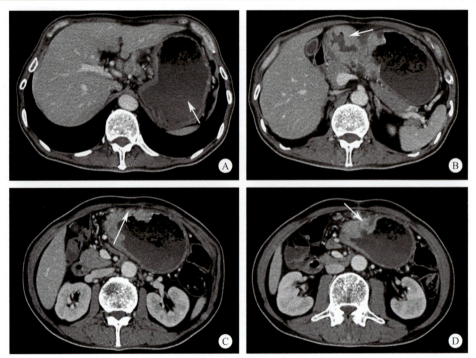

图 2-5-59　胃癌 CT 表现

CT 所见：胃体中远段及胃窦壁明显增厚、僵硬，不均匀强化，浆膜不光滑，胃腔狭窄；肝胃韧带、胃结肠韧带见多个增大淋巴结，最大约 1.8cm×1.2cm，明显强化，与胃壁分界不清。腹盆腔未见积液，腹膜后未见增大淋巴结；A 箭头所指为胃腔，B～D 箭头所指为病灶所在位置

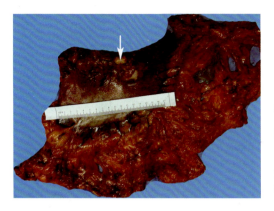

图 2-5-60　胃癌手术切除标本

术中所见：肿瘤位于胃窦小弯至胃体中份，范围约 10cm×10cm×4cm，胃腔变形，胃壁水肿增厚，胃周较多肿大淋巴结，幽门上下区域、胰腺上缘多枚肿大淋巴结融合嵌顿胃壁（肿大淋巴结最大直径 3cm，>8 枚）。剖视标本见：胃窦小弯侧巨大溃疡型新生物，向上累及胃体中份，溃疡边界清，Borrmann-Ⅱ，大小为 10cm×8cm×3cm，箭头所指为淋巴结与肿瘤融合部位

　　病例 9　患者，男，56 岁，2 个月前无明显诱因出现反酸嗳气，伴进食后上腹部饱胀呃逆，自行口服健胃消食片效果不佳，于门诊就诊，行胃镜检查提示：胃窦溃疡型新生物，性质不明。病理活检提示：胃窦查见低分化腺癌。患者自发病以来饮食状况不佳，无黑便，无恶心、呕吐，无寒战、高热，无心慌、胸闷等不适，近期体重下降约 1.5kg。CT 检查见图 2-5-61，术中所见见图 2-5-62。

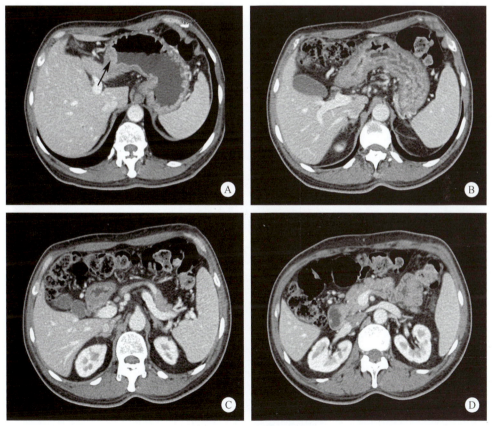

图 2-5-61　胃窦癌 CT 表现

CT 所见：胃体小弯侧黏膜层似有增厚强化（箭头），周围脂肪间隙清楚，胃周见肿大淋巴结

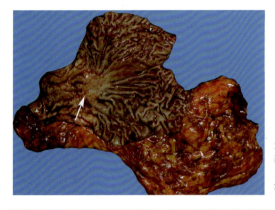

图 2-5-62 胃窦癌术中所见

术中所见：胃窦处胃壁弥漫性增厚，呈皮革胃样改变，肿瘤明显侵出浆膜（箭头所指），浆膜受累面积大于 20cm²，胃壁弥漫性增厚、质韧，大小约 10cm×10cm，肿瘤边界不清，Borrmann-Ⅳ型

病例 10　患者，男，70 岁，厌食、食欲缺乏 1 月余。CT 检查（图 2-5-63）提示：①胃窦壁明显增厚、僵硬；②肝脏囊肿。胃镜发现胃窦体病变，病理诊断提示为中-低分化腺癌。

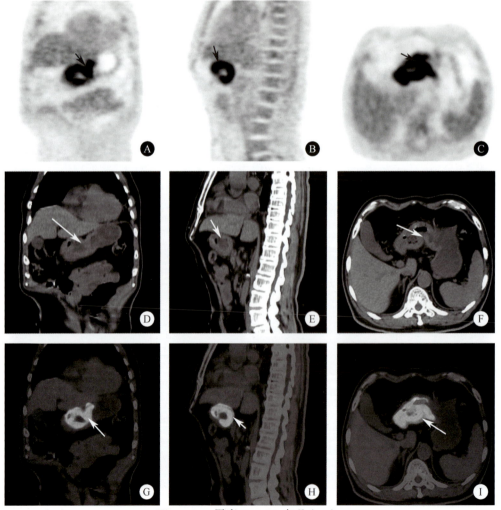

图 2-5-63 胃癌 PET-CT 表现（一）

PET-CT 所见：胃窦及邻近胃体部胃壁明显增厚、僵硬，放射性异常浓聚，SUVmax 约为 17.4，箭头所指为胃窦腺癌病灶

病例 11　患者，女，57 岁，因"胃疼 1 年余，加重 1 月余"入院。PET-CT 提示胃窦小弯侧占位，胃癌可能（图 2-5-64）。胃镜提示和病理诊断为胃角癌浸润溃疡型。

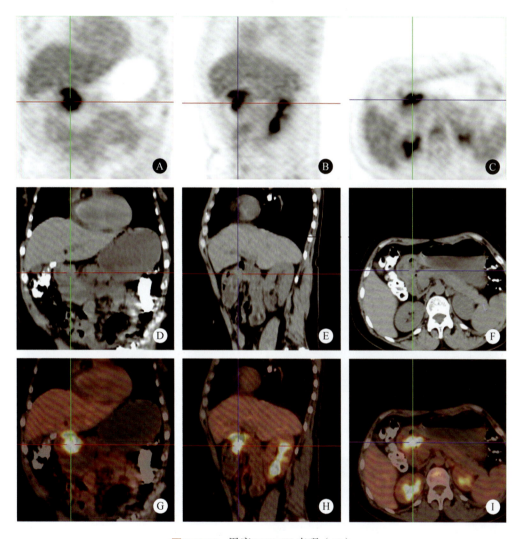

图 2-5-64　胃癌 PET-CT 表现（二）

PET-CT 所见：胃窦小弯侧胃壁不规则增厚，病灶放射性摄取增高，SUV_{max} 为 9.2，箭头标示处为胃窦腺癌病灶

病例 12　患者，男，54 岁，腹部疼痛 2 月余，胃镜及病理活检诊断为胃癌，行 PET-CT 检查（图 2-5-65 ~ 图 2-5-72）。

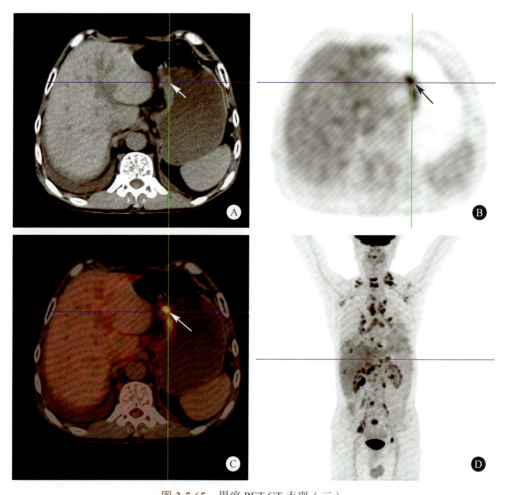

图 2-5-65　胃癌 PET-CT 表现（三）

PET-CT 所见：胃小弯侧胃壁增厚，放射性异常浓聚，SUV$_{max}$ 为 5.6，箭头所指为胃小弯胃壁增厚部位

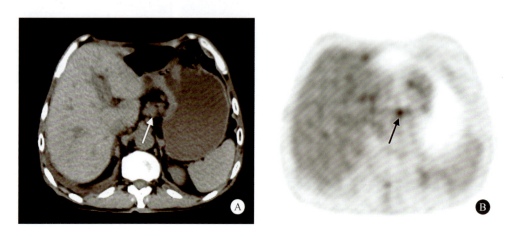

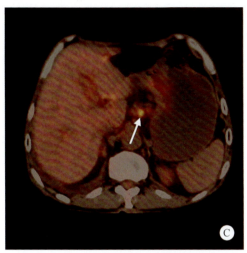
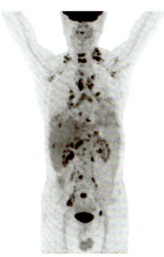

图 2-5-66 胃癌 PET-CT 表现（四）

箭头所指为胃小弯侧淋巴结

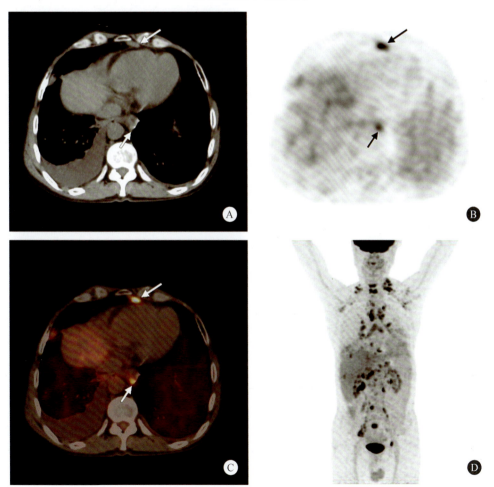

图 2-5-67 胃癌 PET-CT 表现（五）

箭头所指为纵隔淋巴结

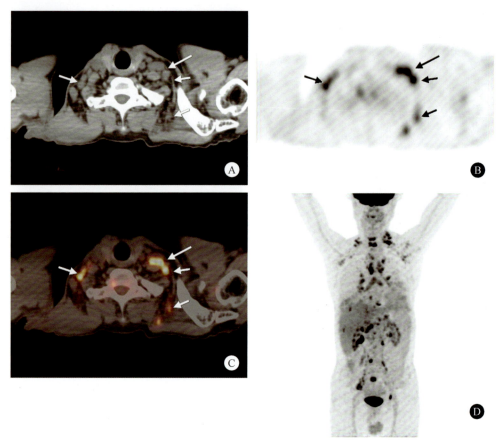

图 2-5-68 胃癌 PET-CT 表现（六）

箭头所指为锁骨上淋巴结

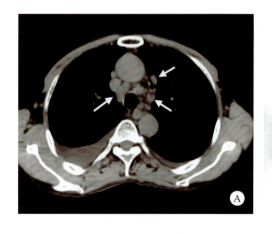

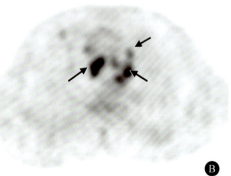

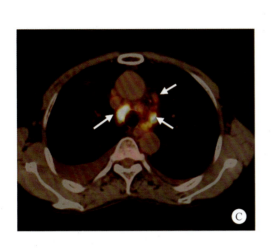
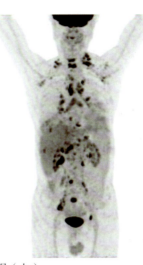

图 2-5-69　胃癌 PET-CT 表现（七）

箭头所指为纵隔淋巴结

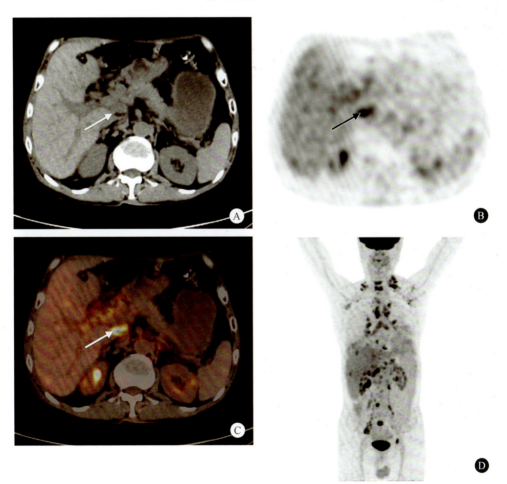

图 2-5-70　胃癌 PET-CT 表现（八）

箭头所指为门腔间隙淋巴结

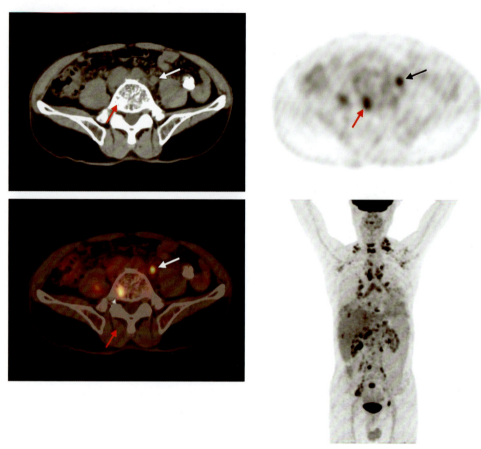

图 2-5-71　胃癌 PET-CT 表现（九）

白色及黑色箭头所指为腹主动脉旁淋巴结病变位置，红色箭头所指为骨转移灶

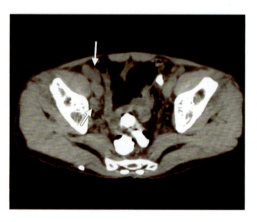

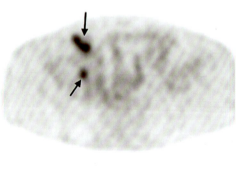

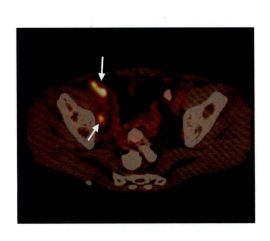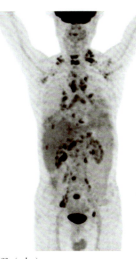

图 2-5-72　胃癌 PET-CT 表现（十）

PET-CT 所见：双侧颈部、双侧腋窝、纵隔（1～8区）、双肺门、胸骨旁、胃小弯旁、肝门区、胰腺后下方、腹主动脉旁、双侧髂血管旁可见多个肿大淋巴结影，放射性不同程度异常浓聚，SUV$_{max}$ 为 8.0（图 2-5-66～图 2-5-72），箭头所指为髂血管旁淋巴结

病例 13　患者，男，61 岁，1 年前因发现大便颜色发黑于当地医院就诊，治疗不详，效果不佳。10 天前，患者于下蹲后起立时头昏明显，站立不稳，于当地医院就诊，查大便隐血阳性，行胃镜及病理活检诊断提示为贲门癌。自患病以来，睡眠、食欲可，精神一般，二便如常，近 2 个月体重下降约 8kg。CT 检查见图 2-5-73，术中所见见图 2-5-74，上消化道钡餐造影见图 2-5-75。

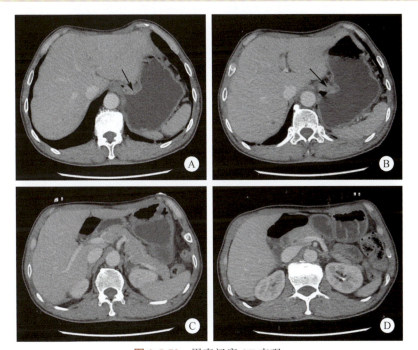

图 2-5-73　胃贲门癌 CT 表现

CT 所见：胃贲门前壁明显增厚约 1.5cm，增强后明显强化，肝胃韧带处可见小淋巴结显示。箭头所指为增厚的贲门区域

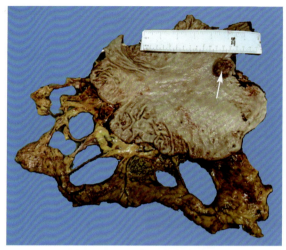

图 2-5-74 胃贲门癌术中所见

术中所见：贲门小弯侧隆起型新生物，边界清，Borrmann-Ⅰ型，大小约 3cm×3cm×1cm，食管未受累，肿瘤中心位于齿线下。箭头所示为贲门肿瘤

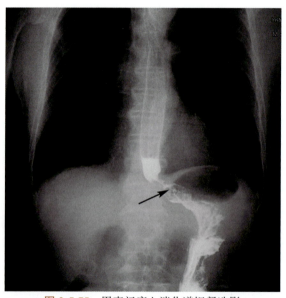

图 2-5-75 胃贲门癌上消化道钡餐造影

上消化道钡餐造影检查显示：食管内钡剂通过顺利，未见梗阻。食管管壁光滑，黏膜存在，管腔未见狭窄。贲门见大小约 2.9cm×1.5cm 的充盈缺损。箭头所指为充盈缺损处

病例 14 患者，男，74 岁，2 个月前开始进食时有梗阻感，尤其以进食硬食物明显，但无呕血、黑便、腹痛、腹胀，无咳嗽、胸痛、咯血不适，行胃镜检查显示贲门口见一结节状新生物，表面凹凸不平，占据管腔约 3/4 周，管腔狭窄，取组织病理检查证实为腺癌。CT 检查见图 2-5-76，术中所见见图 2-5-77。

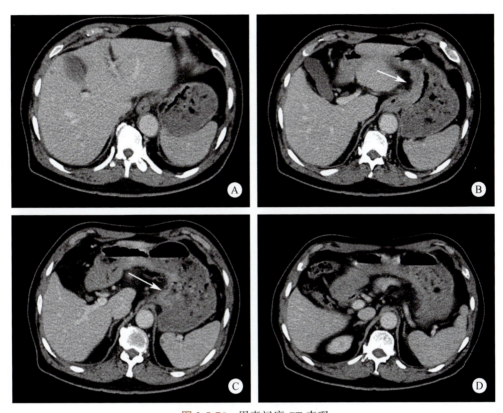

图 2-5-76　胃贲门癌 CT 表现

CT 所见：贲门胃小弯侧胃壁增厚明显，增强后强化明显，浆膜面模糊，箭头所指为增厚的胃壁

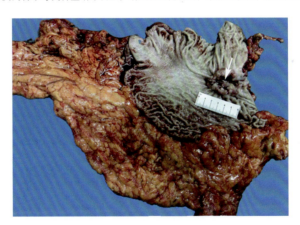

图 2-5-77　胃贲门癌术中所见

术中所见：贲门小弯侧巨大溃疡（箭头），肿瘤大小约 6cm×6cm×3cm，肿瘤深在，溃疡中央较多坏死组织，溃疡边界清楚，Borrmann-Ⅱ型，肿瘤上缘刚累及齿线

第六章　小肠疾病

第一节　小肠炎性疾病

1. 克罗恩病

克罗恩病（Crohn's disease）是发生于肠道的一种炎症性疾病，主要累及胃肠道形成慢性炎症性肉芽肿性疾病，目前具体发病原因仍不清楚。可发生在肠道的任何部位，以末端回肠和右半结肠多见。临床常表现为腹痛、腹泻、肠梗阻，伴有发热、消瘦等肠外表现。病程多迁延反复，不易根治。

> **病例**　患者，女，15岁，长期患克罗恩病，行超声检查（图2-6-1、图2-6-2），提示肠道炎症，克罗恩病可能。

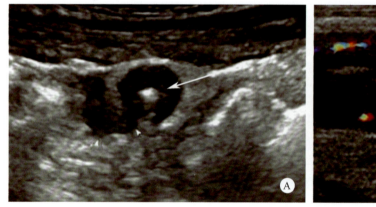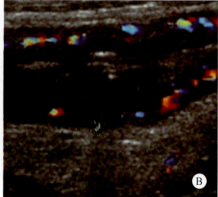

图 2-6-1　克罗恩病超声表现（一）

超声所见：右下腹的横向图像显示横截面增厚的回肠（箭头），彩色多普勒超声图像显示发生炎症的末端回肠壁增厚和充血

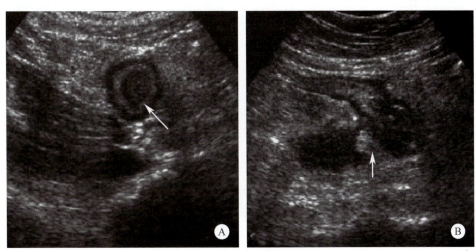

图 2-6-2　克罗恩病超声表现（二）

超声所见：右下腹的横向图像显示横截面增厚的回肠（箭头），肛瘘向后外侧延伸（箭头）

2. 肠过敏性紫癜

过敏性紫癜（Henoch-Schonlein purpura）是一种主要累及毛细血管壁的变态反应性疾病。患者可出现皮肤紫癜，在胃肠道主要表现为腹痛、便血。

> **病例**　患者，女，15 岁，因"腹痛、便血 3 天"入院。入院后行内镜检查（图 2-6-3），提示胃肠道过敏性紫癜。

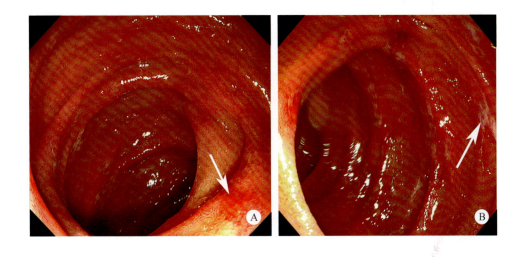

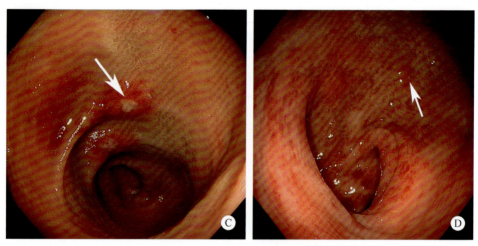

图 2-6-3　过敏性紫癜内镜图像

内镜所见：十二指肠球部（A）至降段（B）黏膜充血水肿，散在淤斑，降段病变明显，可见散在糜烂面、紫蓝色小血肿。回肠末端（C）黏膜散在淤斑、糜烂面。盲肠至直肠（D）见散在的点片状淤斑，呈缺血性肠炎改变，改变以盲肠及直肠明显，箭头示肠黏膜淤斑、糜烂面

3. 白塞综合征

　　白塞综合征（Behcet syndrome）又称贝赫切特综合征，是一种全身性免疫系统疾病，属于血管炎的一种。其可侵害口腔、皮肤、肌肉、眼睛、血管、心脏、肺和神经系统等，主要表现为反复溃疡、皮疹、下肢结节红斑、关节红肿、眼部虹膜炎及食管和肠道溃疡等。

　　病例　患者，女，25岁，因"反复腹痛1年余"入院，曾有反复口腔溃疡、外阴溃疡病史，经胃镜（图 2-6-4）和病理检查（图 2-6-5）考虑白塞综合征。予以激素、沙利度胺治疗后好转。

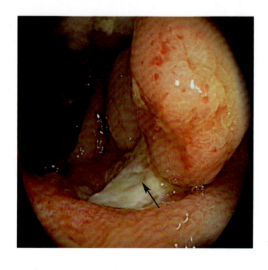

图 2-6-4　白塞综合征内镜表现

内镜所见：末端回肠可见 3/4 周圈的深大溃疡，溃疡全貌窥视不清，表面覆白苔（箭头），黏膜充血水肿

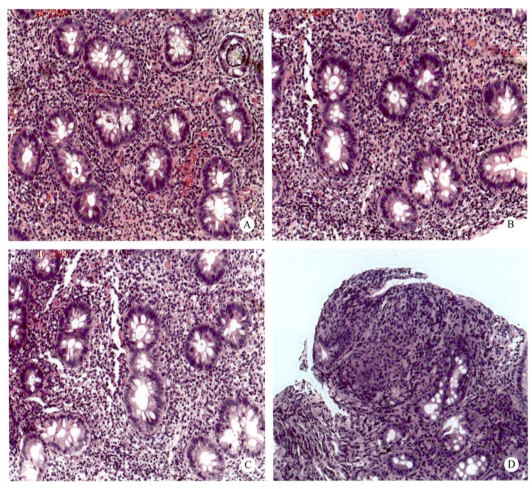

图 2-6-5 白塞综合征 HE 染色（100×）
病理诊断：黏膜慢性炎，局部呈肉芽肿性炎症改变

第二节 肠 梗 阻

1. 肠梗阻

    任何原因引起的肠内容物通过障碍统称肠梗阻（intestinal obstruction）。当肠内容物通过受阻时，则可产生腹胀、腹痛、恶心呕吐及排便障碍等一系列症状。

    病例 1 患者，男，60 岁，腹胀、腹痛、呕吐，3 天未排便、排气，行超声检查，提示肠梗阻（图 2-6-6）。

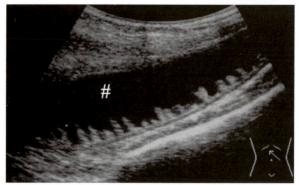

图 2-6-6　肠梗阻超声表现

超声所见：小肠肠管扩张（>3cm），扩张的肠管内可见积气、积液（#），可见与肠壁近乎垂直的肠黏膜皱襞的线状回声，肠蠕动异常

病例 2　患者，女，63 岁，腹部胀痛，腹膨隆，停止排便、排气 2 天就诊，超声示扩张的肠管内可见强回声团，后伴声影（图 2-6-7）。

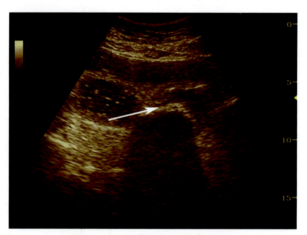

图 2-6-7　肠粪石梗阻超声表现

超声所见：扩张的肠管内可见强回声团，后伴声影，图中箭头所指强回声团为肠道内粪石

病例 3　患者，女，81 岁，因"腹痛 8 天多"入院。患者 8 天多前无明显诱因出现持续腹痛，间歇性疼痛，无恶心、呕吐，伴肛门停止排气排便，自觉发热，疼痛症状逐渐加重。查体：全腹部稍膨隆，下腹壁见一长约 10cm 手术瘢痕。全腹软，腹部肌肉稍紧张，全腹部有压痛及反跳痛，未触及包块，肝脾肋下未触及。肝浊音界正常，双侧肾区无叩痛，移动性浊音阴性。肠鸣音减弱，未闻及血管杂音。CT 检查提示小肠广泛扩张、积气伴液气平面，提示肠梗阻可能（图 2-6-8）。术中所见见图 2-6-9。

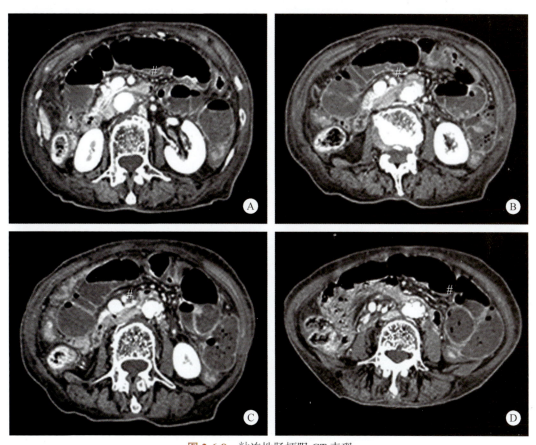

图 2-6-8 粘连性肠梗阻 CT 表现

CT 所见：上中腹小肠广泛积气、轻度扩张，考虑小肠梗阻可能，# 为扩张肠管

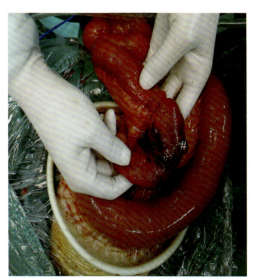

图 2-6-9 粘连性肠梗阻术中所见

术中所见：盆腔淡红色血性液 200ml。盆腔一粘连带卡压末端回肠，近端小肠全段扩张明显，远端塌陷，远端小肠距回盲部15cm，卡压小肠局部坏死，近端扩张小肠部分肠壁浆肌层破裂，黏膜膨出（#）

2.肠套叠

肠套叠（intussusception）是指一段肠管套入与其相连的肠腔内，并导致肠内容物通过障碍，是儿童肠梗阻最常见的原因，通常发生在 2～6 岁期间，最常见的类型是回 – 结肠型，临床表现为患儿阵发性哭闹、呕吐、腹部包块、果酱样便等症状。

病例   患儿，男，2 岁，啼哭不止，右侧腹抗拒按压，就诊肠套叠的成像特征为具有交替高回声和低回声的"同心圆征"或"甜甜圈标志"（图 2-6-10）。

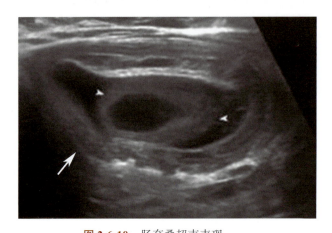

图 2-6-10   肠套叠超声表现

超声所见：肠套叠处呈交替的高回声和低回声"同心圆征"或"甜甜圈标志"（箭头）

第三节   小肠缺血性疾病

肠缺血（intestinal ischemia）是由各种原因引起肠道急性或慢性血流灌注不足、回流受阻所致的肠壁缺血坏死和肠管运动功能障碍的一种综合征。此病可累及全消化道，以左半结肠脾曲较为常见。

病例   患者，女，60 岁，因"呕吐，腹泻 5 天，加重伴腹痛 3 天"入院。5 日前清晨患者于睡眠期间无诱因出现呕吐、腹泻等症状，不伴腹痛腹胀，呕吐症状剧烈且持续，呕吐物为胃内容物，其症状至当天晚 7 点止，并出现中上腹部胀痛症状；排泄物呈水样，鲜红色，伴有血凝块，排便 2 次。查体：腹部饱满，全腹稍韧，全腹压痛，无反跳痛，腹部未触及包块，肝脏肋下未触及，脾脏肋下未触及，双肾未触及。CT 检查见图 2-6-11～图 2-6-15。术中所见见图 2-6-16。

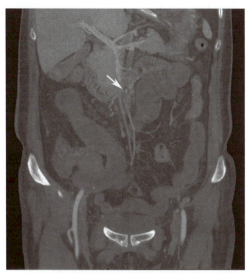

图 2-6-11 肠系膜血栓肠坏死 CT 血管三维重建图像
箭头所指为肠系膜血管充盈缺损

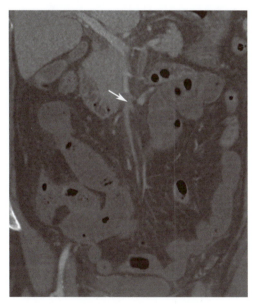

图 2-6-12 肠系膜血栓肠坏死 CT 表现（一）
箭头所指为肠系膜血管充盈缺损

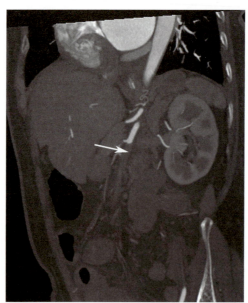

图 2-6-13　肠系膜血栓肠坏死 CT 表现（二）

箭头所指为肠系膜血管充盈缺损

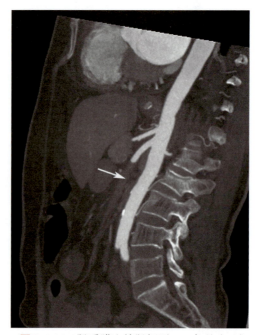

图 2-6-14　肠系膜血栓肠坏死 CT 表现（三）

CT 所见：肠系膜中段及远段分支充盈缺损，多处血栓；双侧副肾动脉形成（右侧 1 支、左侧 2 支副肾动脉）；门静脉远段、肠系膜上静脉及其部分分支内斑块状充盈缺损，造影剂充盈不均，血栓待排；腹主动脉壁钙化，少许附壁血栓形成，箭头所指为肠系膜血管充盈缺损

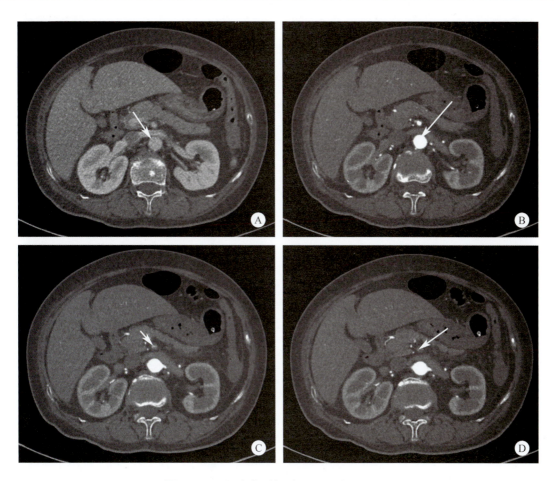

图 2-6-15 肠系膜血栓肠坏死 CT 表现（四）

CT 所见：肠系膜根部稍肿胀，肠系膜密度增高，系膜间隙及盆腔少量积液；小肠稍扩张、积液，部分肠腔内见气液平面，不全性梗阻待排。A、B 箭头所指为腹主动脉，C、D 箭头所指为肠系膜血管充盈缺损

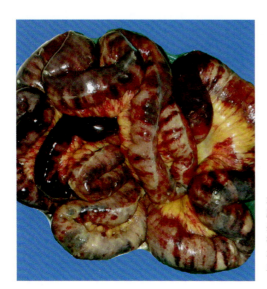

图 2-6-16 肠系膜血栓肠坏死术中所见

术中所见：腹腔内少量淡黄色腹水，部分小肠及系膜表面可见脓苔附着，距 Treitz 韧带 40 ～ 280cm 处小肠广泛缺血坏死，近端小肠系膜缘可见数个直径约 0.3cm 的穿孔，周围可见脓苔附着，结合患者术前检查考虑合并肠系膜上动脉血管伴广泛门静脉血栓形成；图示为缺血坏死小肠

第四节　小肠其他良性疾病

1. 肠憩室

　　肠憩室（intestinal diverticula）指由于肠腔内压力的影响或胚胎时期发育不良使小肠壁薄弱处向外膨出形成的盲囊，多为先天性，临床常表现为腹痛、腹胀，停止排便、排气。

　　病例　患者，男，67 岁，因"腹痛、腹胀 4 天，肛门停止排便、排气 3 天"入院。4 天前患者无明显诱因出现腹痛、腹胀，无恶心、呕吐，无发热、头痛，未予以重视，未做特殊处理，3 天前患者症状加重，伴肛门停止排便、排气，呕吐。CT 检查见图 2-6-17，术中所见见图 2-6-18。

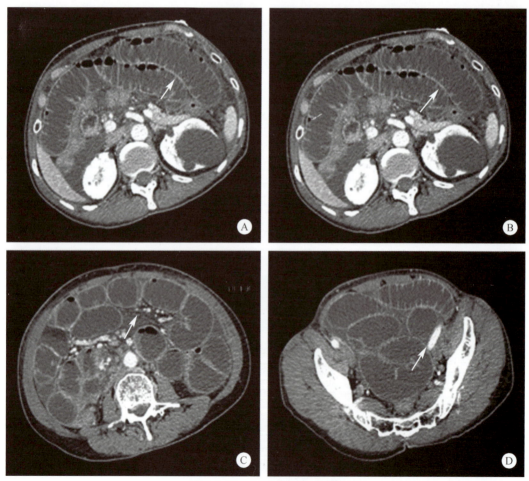

图 2-6-17　小肠憩室 CT 表现

CT 所见：小肠广泛扩张、积液，少许积气，部分肠壁肿胀，右中下腹节段性小肠及系膜走行紊乱，肠系膜呈漩涡状，局部肠管卡压变窄，结肠塌陷；上述提示小肠低位梗阻、肠粘连性及局部系膜扭转可能；腹腔脂肪间隙模糊，盆腹腔少量积液，壁腹膜、肠系膜增厚肿胀；腹膜炎征象；箭头所指为梗阻扩张肠管

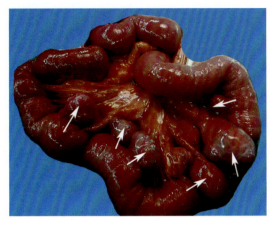

图 2-6-18 小肠憩室术中所见

术中所见：小肠自系膜根部扭转 360°，全小肠扩张，肠壁水肿，暗红色缺血样改变。小肠复位后距十二指肠悬韧带 40cm 至 110cm 处肠段可见多个憩室（箭头），直径在 0.6 ～ 2cm 之间

2. 肠穿孔

肠穿孔（intestinal perforation）指肠管病变穿透肠管壁导致肠内容物溢出至腹腔的过程，是许多肠道疾病的严重并发症之一，主要表现为剧烈腹痛、腹胀、腹膜炎等症状，严重可导致休克和死亡。

病例 患者，男，70 岁，因"腹痛 3 天余，加重 1 天余"入院。3 天多前，患者无意间进食鱼刺后出现腹痛，程度中等，阵发性，无牵涉及放射痛，休息后症状可缓解，患者未进行特殊治疗，症状反复发作。1 天多前，患者腹痛症状加重，伴腹胀，无恶心、呕吐，伴肛门停止排气、排便，无胸痛、心悸，无发热、盗汗等不适。查体：全腹膨隆，未见肠型蠕动波及腹壁静脉曲张，腹部肌紧张，下腹部压痛、反跳痛，右下腹为甚，肝脾肋下未触及。未触及腹部包块，肝浊音界存在，移动性浊音阴性，肠鸣音减弱。CT 检查见图 2-6-19，术中所见见图 2-6-20。

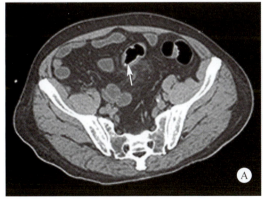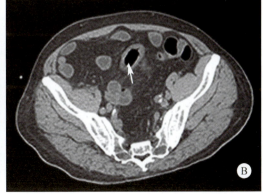

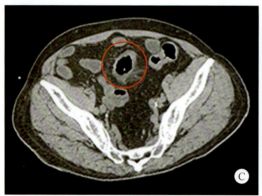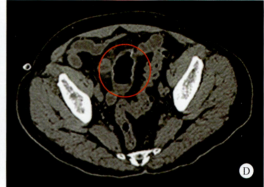

图 2-6-19 小肠穿孔 CT 表现

CT 所见：回肠末段见小条状高密度影穿入肠壁，可疑穿出肠壁，周围肠系膜肿胀模糊，考虑异物可能，伴局部肠系膜炎症。圈内为受损肠管

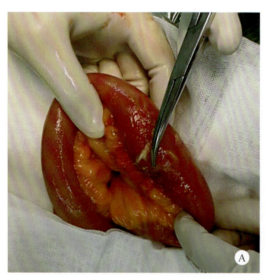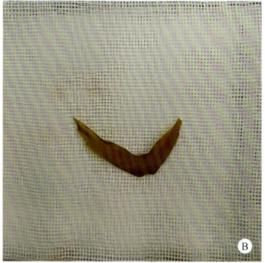

图 2-6-20 小肠穿孔术中所见

术中所见：腹腔黄色脓性液约 300ml，中下腹局部包裹性积脓 40ml，分离粘连后可见一骨刺刺穿肠壁，局部肠壁充血水肿明显。穿孔肠道距回盲部约 150cm；A 为穿孔处小肠，B 为取出后骨刺

3. 肠道寄生虫病

寄生虫在人体肠道内寄生而引起的疾病统称为肠道寄生虫病（intestinal parasitic disease）。常见的寄生虫有原虫类和蠕虫类，依据感染寄生虫的种类和部位，以及人体宿主的免疫状况、临床症状和体征各异，有时伴食欲缺乏、恶心、呕吐、腹泻及便秘。严重感染者，特别是儿童，常可引起营养不良、智能和发育障碍，有时可出现精神不安、烦躁、磨牙、瘙痒、惊厥等。

病例 患儿，2岁，来自非洲，腹痛、消瘦，粪便中发现了蠕虫，小肠超声显示活动的、低回声管状结构，伴有高回声壁和中央线性高回声（图2-6-21）。

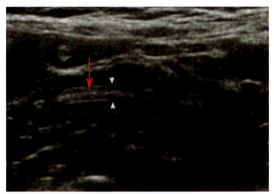

图 2-6-21 蛔虫病超声表现

超声所见：小肠超声显示活动的、低回声的管状结构，伴有高回声壁（白色箭头）和中央线性高回声（红色箭头）

第五节　肠伯基特淋巴瘤

伯基特淋巴瘤（Burkitt's lymphoma）是可能来源于滤泡生发中心细胞的高度恶性的B淋巴细胞肿瘤，多发于儿童和青年。

病例 患儿，男，8岁，表现为腹痛、消瘦及体重减轻，超声和MRI检查（图2-6-22）提示伯基特淋巴瘤，活检诊断为伯基特淋巴瘤。

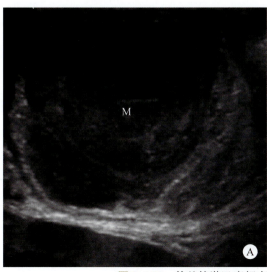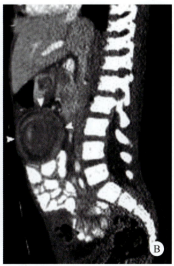

图 2-6-22 伯基特淋巴瘤超声及MRI表现

超声所见：回肠结肠肠套叠并结肠肿块影（M），双侧肾肿块也存在（未显示）；矢状面重建MRI显示回、结肠肠套叠（箭头）

第六节 小肠肿瘤

小肠肿瘤（small intestinal tumor）指发生于十二指肠起至回盲瓣的小肠肠管的肿瘤。临床可表现为腹部包块、腹痛，可伴有发热的症状。

病例 患者，男，78岁，因"发现腹部包块1月余，腹痛10小时"入院。1个多月前患者于外院行彩超示腹部包块，近日进食减少，自感腹部包块渐渐长大，10小时前患者无明显诱因突发右下腹剧烈疼痛，伴寒战、发热，体温最高39℃，无恶心、腹泻，无咳嗽、咳痰、心慌、胸闷、胸痛、头晕、头痛等不适。查体：右下腹压痛、反跳痛，肌紧张，未触及腹部肿物，肝脾未触及，肝肾区无叩痛，肠鸣音减弱，未闻及血管异常杂音。CT检查见图2-6-23，术中切除物见图2-6-24。

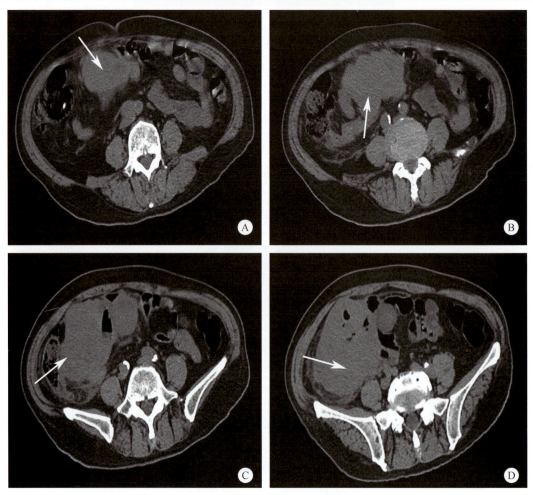

图 2-6-23 小肠肿瘤 CT 表现

CT 所见：右中下腹见软组织肿块影，密度不均，其内似见积气，肿块与邻近肠管关系密切，断面大小约 9.8cm×8.3cm，多系肿瘤性病变，周围肠系膜密度增高，见少量渗出及条索状影，右下腹壁腹膜增厚；箭头所指为小肠肿瘤

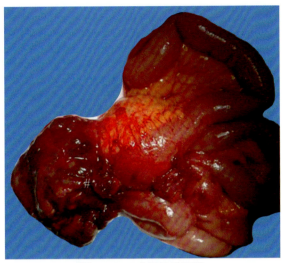

图 2-6-24 小肠肿瘤切除

术中所见：盆腔 800ml 血性液，末端回肠系膜一 10cm×9cm×6cm 大小肿瘤（#），侵犯周围小肠、盲肠、乙状结肠，并广泛粘连于右侧腹壁。肿瘤广泛侵犯末端回肠，肿瘤侵犯小肠壁致局部穿孔。肿瘤表面破溃出血

第七章　阑尾疾病

第一节　阑　尾　炎

阑尾炎（appendicitis）是由多种因素导致的炎性改变，为急腹症中最常见的疾病，各年龄段均可发病。典型的临床表现为初期有中上腹或脐周疼痛，数小时后腹痛转移并固定于右下腹，并可出现恶心呕吐、发热等全身症状。

> **病例**　患者，男，25岁，餐后健身后，右下腹痛，查体右下腹压痛、反跳痛明显，超声检查提示右下腹可见盲管状低回声结构（图 2-7-1～图 2-7-4）。

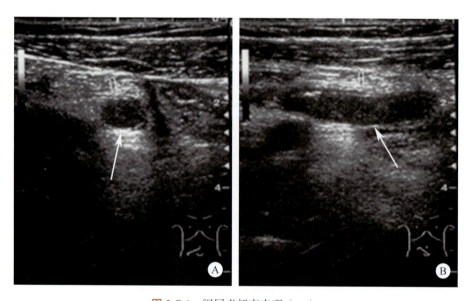

图 2-7-1　阑尾炎超声表现（一）

超声所见：右下腹可见盲管状低回声结构（箭头），范围约 10cm×3cm

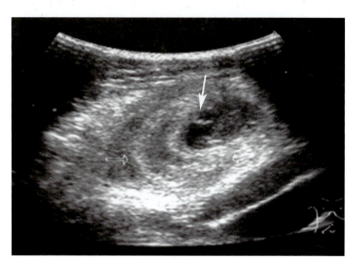

图 2-7-2　阑尾炎超声表现（二）

超声所见：横断面呈"同心圆"征（箭头）

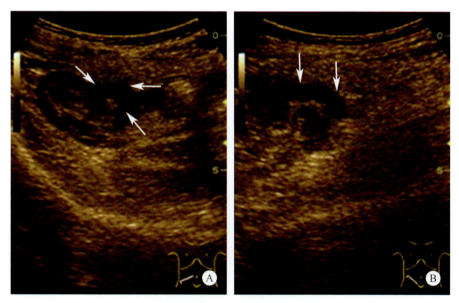

图 2-7-3　阑尾炎超声表现（三）

超声所见：右下腹可见"同心圆"征（A 为肠管横断面，箭头），盲管状低回声结构（B 为肠管长轴切面，箭头）

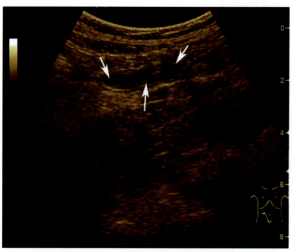

图 2-7-4　阑尾炎超声表现（四）

超声所见：右下腹盲管状结构，体积增大，管壁略增厚，管腔内可见少量积液，横切呈"同心圆"征（箭头），探头加压麦氏点压痛阳性。粪石梗阻时，管腔内可见强回声粪石

第二节　阑尾黏液性囊腺瘤

　　阑尾黏液性囊腺瘤（mucinous cystadenoma of the appendix）是一种少见的良性肿瘤。其临床表现无特异性，严重者可引起肠套叠、消化道出血、急性阑尾炎、肿瘤扭转等并发症，肿瘤较大时，右下腹可扪及质软光滑肿块。

　　病例　患者，女，56岁，因"发现腹部包块2年"入院。患者2年前检查发现腹部包块，伴便秘，无恶心呕吐、腹痛腹胀、便血、大便习惯改变、发热、寒战等不适。查体：腹部平软，未见胃肠蠕动波，未扪及明显包块，无压痛及反跳痛，肝脾肋下未触及。肠鸣音正常。肛门指检未见异常。CT检查见图2-7-5。

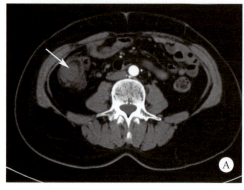
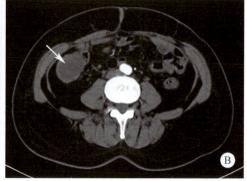

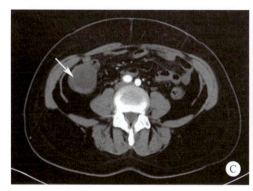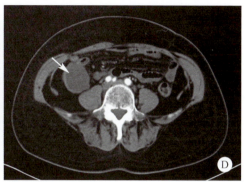

图 2-7-5 阑尾黏液性囊腺瘤 CT 表现

CT 所见：盲肠下壁见囊性团块状影（箭头），边界清晰，边缘见轻度强化较厚囊壁，周围脂肪间隙清晰，阑尾显示不清，腹腔未见液性暗区，腹腔及腹膜后未见增大淋巴结

第八章　结、直肠疾病

第一节　结肠炎性疾病

1.肠结核

　　肠结核（intestinal tuberculosis）是结核分枝杆菌引起的肠道慢性特异性感染，主要由人型结核分枝杆菌引起。本病一般见于中青年，临床症状有腹痛、便血、长期发热，伴有盗汗，倦怠、消瘦、贫血。

　　病例　患者，女，因"腹痛、便血半年，加重2个月"入院，行胸腹部CT和内镜检查（图2-8-1）：部分回肠及结、直肠壁节段性、跳跃性增厚，回盲部周围窦道形成可能；双肺上叶尖后段病变，炎性病变可能，结核待排。T淋巴细胞斑点试验（T-SPOT）阳性。病理诊断（图2-8-2）为肠结核，予以四联抗结核治疗后好转出院。

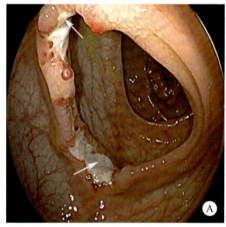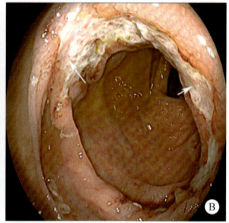

图 2-8-1　结肠结核内镜表现

内镜所见：升结肠（A）、横结肠（B）多发环形溃疡（箭头），性质待查，肠结核可能

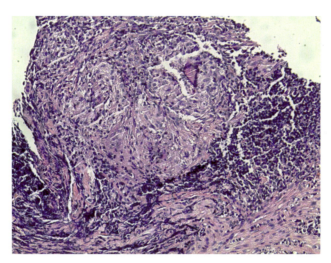

图 2-8-2　结肠结核 HE 染色图像（100×）

病理诊断：上皮样细胞性肉芽肿性炎，考虑结核

2. 溃疡性结肠炎

溃疡性结肠炎（ulcerative colitis，UC）是病因未明的结肠黏膜及黏膜下炎症，可表现为多种形式，腹痛、血性腹泻是最主要的症状，可伴有呕吐、体重减轻等症状。

> **病例 1**　患者，女，40 岁，因"反复黏液血便、腹痛 10 年，再发加重 10 天"入院。内镜诊断（图 2-8-3）：溃疡性结肠炎。

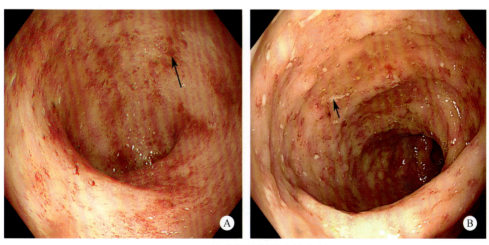

图 2-8-3　溃疡性结肠炎内镜表现

内镜所见：阑尾（B）开口充血水肿、糜烂；降结肠（A）远端至直肠黏膜连续性、弥漫性充血水肿、糜烂，血管纹理消失，散在浅溃疡，表覆脓苔，黏膜脆性增加，接触性出血；箭头所指为溃疡面

病例 2　患者，男，40 岁，因"反复脓血便 2 年，便血 3 天"就诊。肠镜示：距肛门 28～35cm，以及直肠可见黏膜充血、水肿，血管纹理消失，散在点片状糜烂、溃疡。术后病理提示：黏膜糜烂，腺体增生，扭曲分支，有个别隐窝脓肿形成及腺体分泌减少，重度慢性活动性炎症。病变符合溃疡性结肠炎，重度活动期。CT 检查见图 2-8-4，术中所见见图 2-8-5。

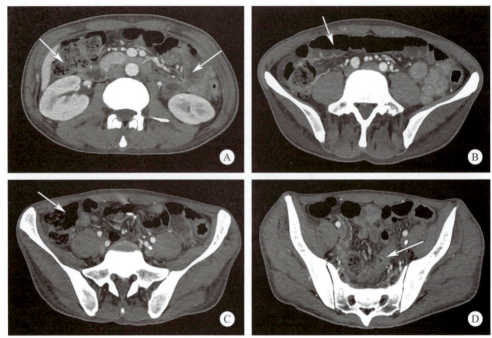

图 2-8-4　溃疡性结肠炎 CT 表现

CT 所见：肝脏形态、大小正常，密度均匀，肝左叶钙化灶；胆囊无增大，壁厚均匀；脾脏、胰腺、双肾无明显异常。膀胱充盈良好，壁厚均匀，前列腺、精囊腺大小及密度未见异常。腹盆腔及腹膜后未见肿大淋巴结，腹盆腔内少量积液（A～C 箭头所指为结肠，D 箭头所指为增厚乙状结肠壁）

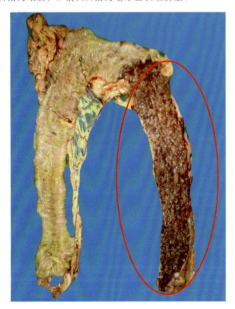

图 2-8-5　溃疡性结肠炎术中所见

术中可见：腹腔内可见少量淡黄色腹腔积液，腹腔未见明显结节占位，腹腔上腹部肠管及网膜粘连，全结肠壁充血水肿，以左半结肠及乙状结肠为主，圈中为病变肠段

3. 新生儿坏死性小肠结肠炎

　　新生儿坏死性小肠结肠炎（neonatal necrotizing enterocolitis）为一种获得性疾病，是由多种原因引起的肠黏膜损害，导致小肠、结肠缺血、缺氧，发生弥漫性或局部坏死。该病主要在早产儿或患病的新生儿中发生，以腹胀、便血为主要症状，其特征为胃肠黏膜甚至肠深层的坏死，常发生在回肠远端和结肠近端。

　　病例　早产儿，1 周龄，腹部隆起，肠鸣音减弱，超声提示坏死性结肠炎（图 2-8-6）。

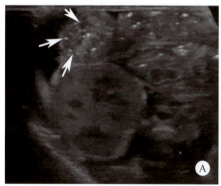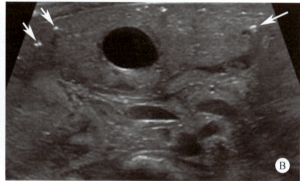

图 2-8-6　坏死性结肠炎超声表现

超声所见：A. 腹部靶向超声显示肠壁增厚和强回声的内壁空气（箭头）；B. 肝脏的横断面图像显示肝周边有点状强回声，空气灶太小而不能产生后部伪影（箭头）

4. 弯曲杆菌肠炎

　　弯曲杆菌肠炎（campylobacter enteritis）是由弯曲杆菌感染引起的急性细菌性肠炎。临床常表现为发热、腹痛、腹泻、血便等。

　　病例　患者，男，10 岁，腹部疼痛伴有发热，怀疑阑尾炎，超声提示肠炎（图 2-8-7），粪便培养结果显示为弯曲杆菌感染。

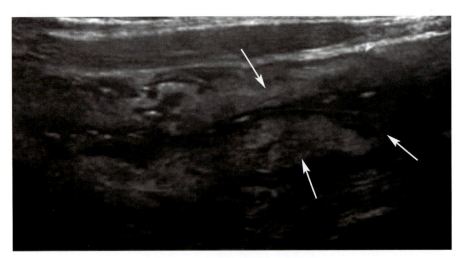

图 2-8-7 弯曲杆菌肠炎超声表现

超声所见：右下腹超声图像显示盲肠和升结肠中肠壁增厚（箭头）

5. 感染性肠炎

感染性肠炎（infective enteritis）指因各种病原体肠道感染而引起的腹泻。病原体主要包括细菌、病毒、寄生虫和真菌等，发病机制为毒素和（或）病原体直接侵犯胃肠道黏膜而致病。临床常表现为腹痛、腹泻、发热、恶心、呕吐等症状。

病例　患者，男，20 岁，因"反复腹泻、黏液血便 1 周"就诊，有不洁饮食史，考虑感染性肠炎。给予调节肠道菌群等治疗后患者腹泻好转。内镜检查见图 2-8-8。

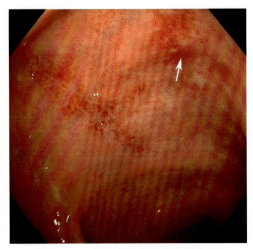

图 2-8-8　直肠感染性肠炎内镜表现

内镜所见：自回盲部至直肠可见散在充血、糜烂面（箭头）

6. 抗生素相关性肠炎

抗生素相关性肠炎（antibiotic-associated colitis）又称为抗生素相关性腹泻，是抗生素治疗的常见不良反应，各种抗生素可改变正常肠道菌群的平衡，导致腹泻和结肠炎。

> **病例** 患者，男，70岁，因"重症肺炎"在外院使用"抗生素"半个月后出现腹泻、发热，内镜诊断提示为肠炎（图2-8-9），取白色分泌物涂片查真菌（＋），艰难梭状芽孢杆菌（－），故考虑为抗生素相关性肠炎。

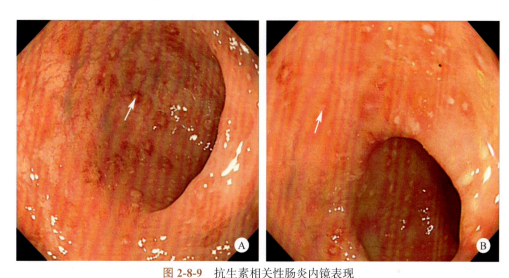

图 2-8-9 抗生素相关性肠炎内镜表现

内镜所见：乙状结肠（A）、直肠（B）黏膜散在糜烂点、小糜烂面（箭头），表附白色分泌物

第二节 结、直肠良性疾病

1. 结、直肠息肉

肠息肉（intestinal polyps）指肠黏膜表面突出的异常生长的组织，息肉主要分为炎症性和腺瘤性息肉两种。

> **病例1** 患者，男，45岁，因"发现结、直肠多发息肉5天"行胃镜检查（图2-8-10），高频电凝切除结、直肠多发息肉。

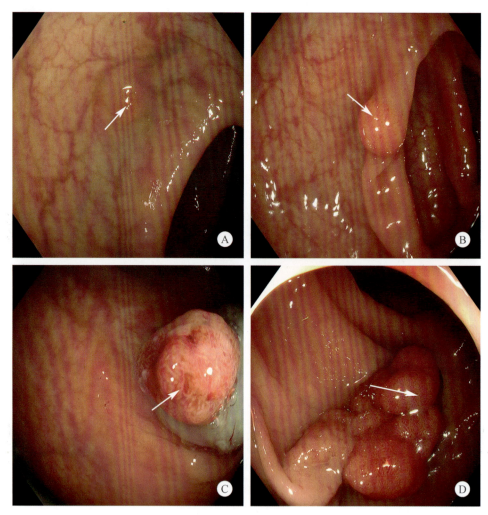

图 2-8-10　结肠息肉内镜表现

内镜所见：升结肠至直肠可见散在直径 0.3～1.2cm 的息肉（箭），升结肠（A）、肝区（B）及直肠（C）均予以切除；另乙状结肠（D）可见一大小约 3cm×2cm 长蒂息肉，表面充血，给予甘油果糖靛胭脂混合液黏膜下注射，息肉充分抬起，再用圈套器套住息肉根部，通电后息肉被切除，残根发白无出血

病例 2　患者，男，66 岁，因"脐周不适 3 个月"入院，行肠镜检查（图 2-8-11、图 2-8-12），肠镜提示乙状结肠息肉，病理诊断（图 2-8-13）为增生性息肉。

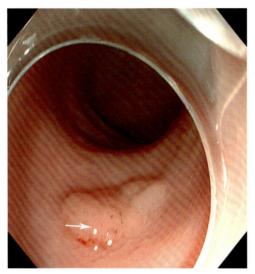

图 2-8-11 乙状结肠息肉内镜表现

内镜所见：乙状结肠见一大小约 1.5cm×2.0cm 侧向发育型息肉（箭）

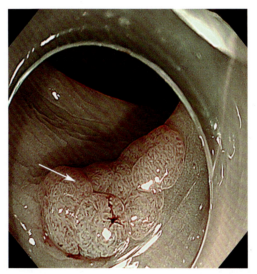

图 2-8-12 乙状结肠息肉窄带成像染色内镜表现

内镜所见：乙状结肠息肉窄带成像染色后边界清楚

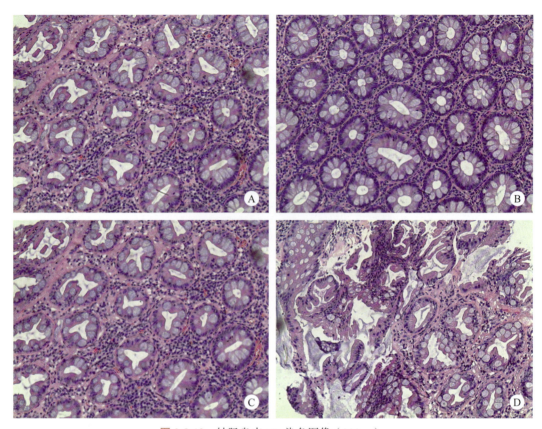

图 2-8-13 结肠息肉 HE 染色图像（200×）

病理所见：结肠息肉组织，病理学诊断为增生性息肉

　　病例 3　患者，女，73 岁，因结肠息肉入院，行内镜检查（图 2-8-14、图 2-8-15）并使用高频电刀切除息肉。

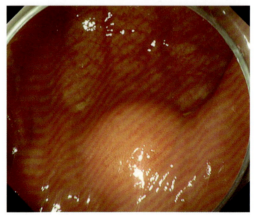

图 2-8-14　升结肠息肉内镜下表现

内镜所见：升结肠见一直径约 1.0cm 淡黄色黏膜下隆起，表面光滑，活检钳触之质软

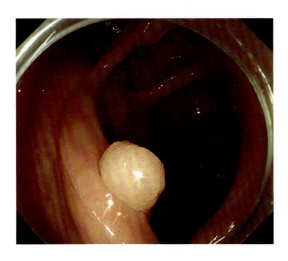

图 2-8-15 结肠肝曲息肉内镜下表现

内镜所见：肝曲见一直径约 0.8cm 息肉

病例 4 患者，女，39 岁，因"大便不成形 6 年，加重 2 个月"就诊。肠镜提示结肠多发息肉。CT 检查见图 2-8-16。病理提示为结肠管状腺瘤。术中所见如图 2-8-17。

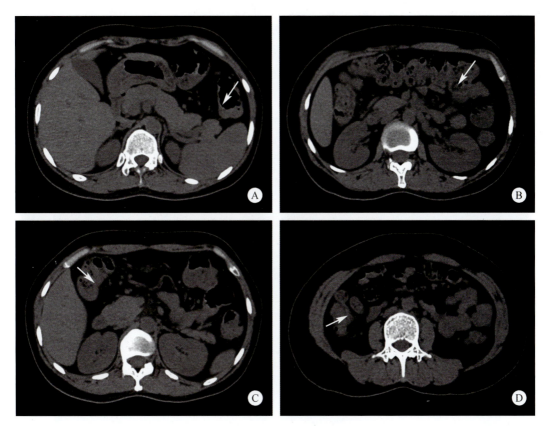

图 2-8-16 结肠多发息肉 CT 表现

CT 所见：结肠壁局部稍显肿胀，肠腔显示欠清晰，小肠系膜及腹膜后腹主动脉周围淋巴结显示增多，箭头所指为结肠位置

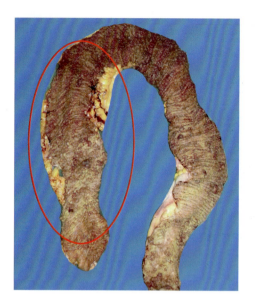

图 2-8-17　结肠多发息肉切除结肠术中所见

术中所见：盆腔内少许暗红色液体。肝胆胰脾、小肠及腹膜未见异常，肠壁浆膜面无明显外侵表现，右半结肠系膜内见肿大淋巴结。剖视标本：结肠黏膜面见散在增生结节，以回盲部、升结肠及横结肠右份为主，升结肠近肝曲处肿块占据肠腔一周致管腔狭窄。圈中区域为结肠息肉密集区

2. 肠气囊肿

　　肠气囊肿（pneumatosis intestinalis）指肠壁黏膜下和（或）浆膜下出现多个充气性囊肿，囊肿周围可有炎症和纤维化。气囊肿产生原因不清，常继发于慢性肺部疾患、幽门梗阻、肠梗阻等，临床可表现为下腹部疼痛、黏液软便，腹泻并可有气泡。本病可导致消化道出血、肠梗阻、肠扭转、气腹等。

　　病例　患者，男性，78 岁，因"反复腹泻半年，乏力 2 天"入院，曾有糖尿病病史 10 余年，肠镜诊断（图 2-8-18、图 2-8-19）：结肠气囊肿病。病理诊断（图 2-8-20）：符合肠气囊肿，并且黏膜呈慢性炎。

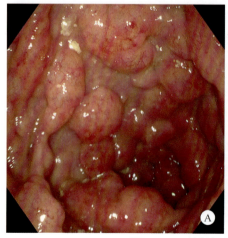
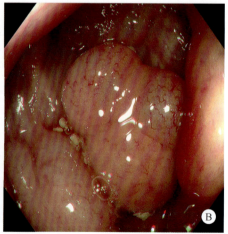

图 2-8-18　结肠气囊肿内镜表现（一）

A. 横结肠气囊肿；B. 降结肠气囊肿

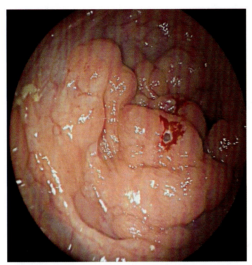

图 2-8-19 结肠气囊肿内镜表现（二）

活检钳钳破后可见有透明液体流出

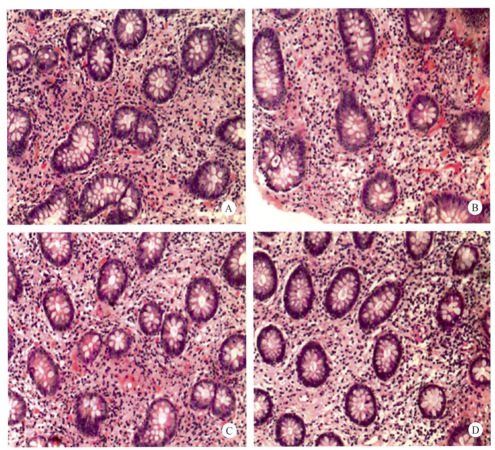

图 2-8-20 肠气囊肿 HE 染色（100×）

病理诊断：符合肠气囊肿，并且黏膜呈慢性炎

第三节　肠神经内分泌肿瘤

神经内分泌肿瘤（neuroendocrine tumor）是起源于神经内分泌细胞的肿瘤。神经内分泌肿瘤可以发生在体内任何部位，但最常见的是胃、肠、胰腺等消化系统神经内分泌肿瘤。临床可表现为进行性吞咽困难、腹痛、腹胀、腹泻、腹部包块、黄疸或黑便等。

病例　患者，男，55岁，因"下腹部疼痛2个月"入院，内镜提示直肠肿物（图 2-8-21）。病理诊断为肠神经内分泌肿瘤（图 2-8-22）。

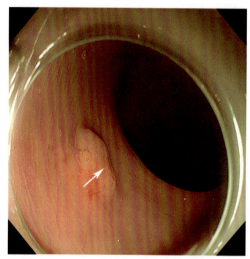

图 2-8-21　直肠神经内分泌肿瘤内镜表现

肠镜所见：距肛门7cm处可见一直径约0.8cm的隆起物（箭头），表面光滑，行黏膜下剥离隆起物送检

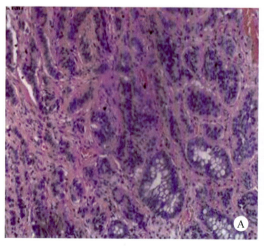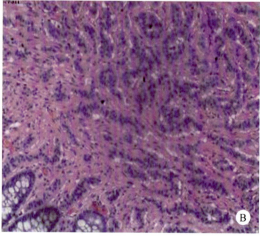

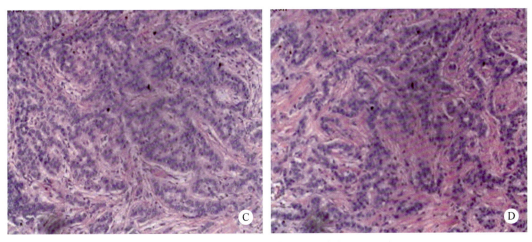

图 2-8-22 直肠神经内分泌瘤病理学染色（100×）

免疫组化：NSE（＋），Villin（＋），MSH6（40% 弱＋），PMS2（30% 弱＋），MLH1（25% 弱＋），MSH2（40% 弱＋）；
病理诊断：神经内分泌瘤（G1）

第四节　肠道淋巴瘤

肠道淋巴瘤（intestinal lymphoma）是原发于肠道的淋巴瘤，包括小肠淋巴瘤、免疫缺陷相关淋巴瘤及其他部位的淋巴瘤，多为非霍奇金淋巴瘤，B 淋巴细胞多见。小肠淋巴瘤症状较明显，表现为恶心、呕吐、食欲下降、乏力、盗汗、体重减轻。结、直肠淋巴瘤病情进展快，与小肠淋巴瘤相比，症状不明显，腹痛一般较轻。

病例　患者，男，40 岁，因"反复腹泻、黏液便 2 个月"就诊。行内镜检查（图 2-8-23），见直肠溃疡及结节样隆起，表面覆白苔，病理诊断为肠淋巴瘤。

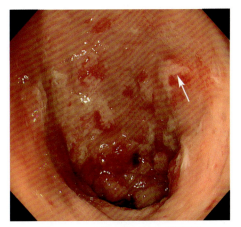

图 2-8-23 直肠淋巴瘤内镜表现

内镜所见：距肛门 25cm 以下充血水肿、粗糙，散在直径 0.3～1.0cm 大小溃疡及结节样隆起，表面覆白苔

第五节　结、直肠癌

　　结、直肠癌（carcinoma of colon and rectum）是胃肠道中常见的恶性肿瘤之一，早期症状不明显，随着癌肿的增大，表现出排便习惯改变、便血、腹泻、腹泻与便秘交替、局部腹痛等症状，晚期则表现为贫血、体重减轻等全身症状。

1. 结肠癌

　　病例 1　患者，男，60 岁，因黏液样黑便、消瘦、乏力半年就诊，超声可见右侧腹肠管壁不规则增厚，肠腔狭窄，呈"假肾"征（图 2-8-24～图 2-8-26）。

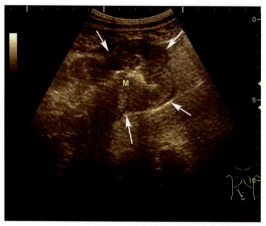

图 2-8-24　结肠癌超声表现（一）

超声所见：右侧腹肠管壁不规则增厚，肠腔狭窄，呈"假肾"征（箭头）

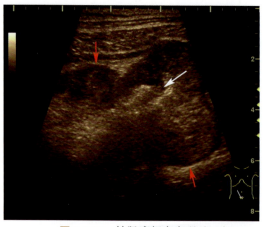

图 2-8-25　结肠癌超声表现（二）

超声所见：右下腹肠管壁不规则增厚（红色箭头），肠腔狭窄（白色箭头），肠蠕动减慢

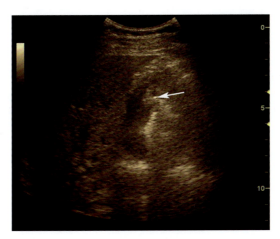

图 2-8-26 结肠肝曲癌超声表现

超声所见：可见升结肠壁不规则增厚（箭头）

病例 2 患者，女，79 岁，因"反复便血 1 个月"住院，行肠镜检查（图 2-8-27），考虑为结肠脾曲癌。病理诊断结果见图 2-8-28。

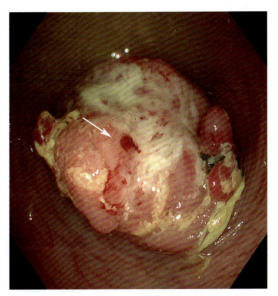

图 2-8-27 结肠脾曲癌内镜表现

内镜所见：结肠脾曲见一直径约 3.0cm 肿物（箭头），表面充血水肿、凹凸不平，考虑为结肠脾曲癌。行结肠癌根治手术

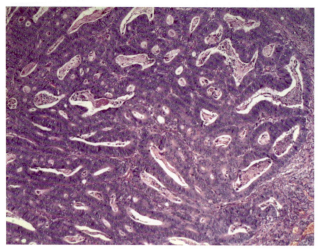

图 2-8-28 结肠癌病理学图像（100×）

病理诊断：结肠组织行病理学检查，诊断为中 – 高分化腺癌

病例 3 患者，女，46 岁。患者腹痛半年余，肿瘤标志物 CA72-4 36.39U/ml（参考值：0～6.9U/ml），为进一步诊治收入院。现诉腹痛，偶有乏力，1 个月以来体重减轻 4kg。病理肠镜检查示横结肠癌，降结肠息肉；病理活检诊断为横结肠低分化腺癌、降结肠管状腺瘤。PET-CT 检查见图 2-8-29～图 2-8-32。

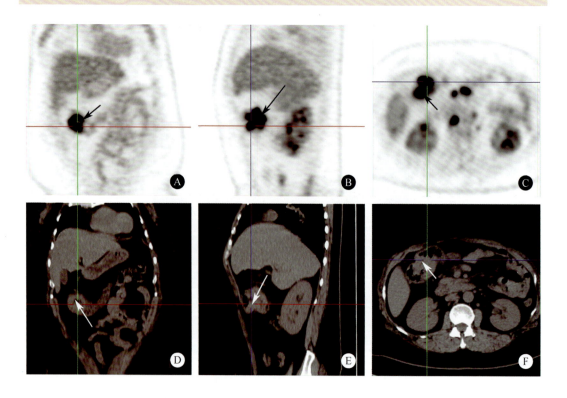

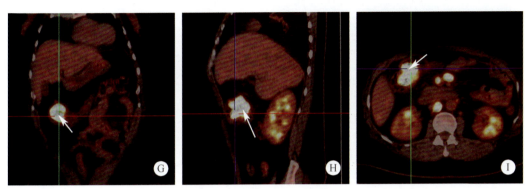

图 2-8-29　结肠癌 PET-CT 图像（一）

PET-CT 所见：横结肠近肝曲结肠肠壁增厚，放射性摄取增高，SUV_{max} 为 21.7，箭头所指为肠壁增厚部位

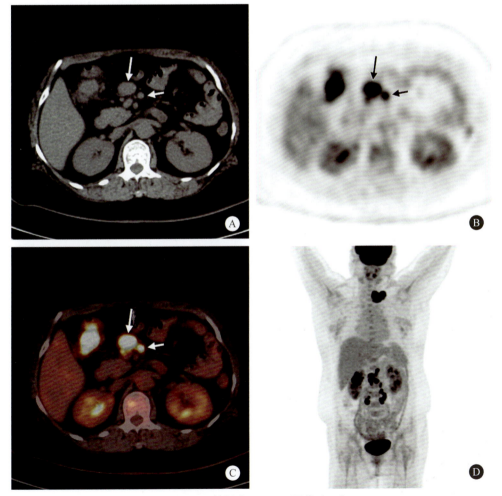

图 2-8-30　结肠癌 PET-CT 图像（二）

PET-CT 所见：横结肠近肝曲肠壁增厚，放射性摄取增高，浆膜面毛糙，周围肠系膜脂肪间隙密度增高，内见多个淋巴结影，大者约 2.9cm×2.3cm，放射性摄取增高，SUV_{max} 为 13.7，箭头所指为肿大淋巴结位置

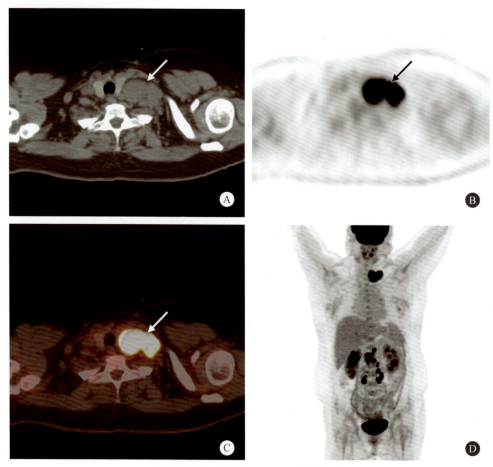

图 2-8-31 结肠癌 PET-CT 图像（三）

PET-CT 所见：左侧锁骨上窝可见多发肿大淋巴结，箭头所指为肿大淋巴结位置

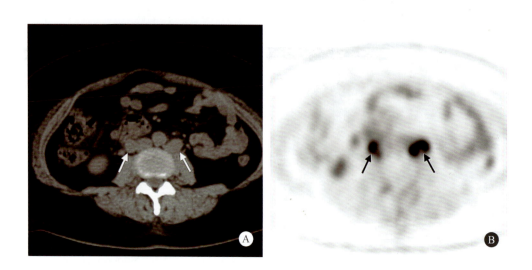

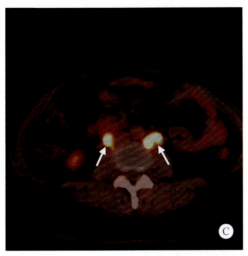
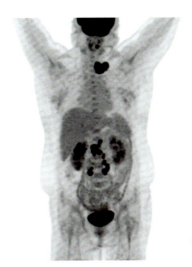

图 2-8-32　结肠癌 PET-CT 图像（四）

PET-CT 所见：腹膜后腹主动脉旁（肾动脉分叉至髂总动脉分叉水平）可见多发肿大淋巴结（箭头），放射性摄取增高，SUV_{max} 为 15.9

病例 4　患者，男，46 岁，因"腹痛 3 个月，大便便血 10 多天"入院。患者 3 个月前无明显诱因出现腹痛，10 多天前无明显诱因出现大便带血，常在排便后排血。便血为暗红色，大便颜色变黄，不成形，呈豆腐渣状态，每日排便 1 次。自诉近半个月舌头麻，伴苦味。体重自患病以来减少 3～4kg。查体：腹部平软，无压痛及反跳痛，腹部未触及包块，肝脾脏肋下未触及，双肾未触及。肛门指检未见异常。CT 检查见图 2-8-33，术中所见如图 2-8-34。

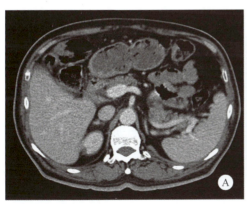
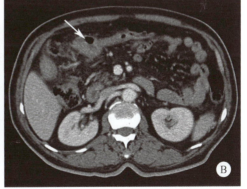

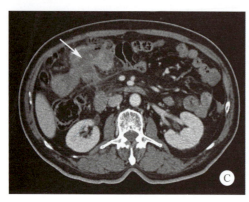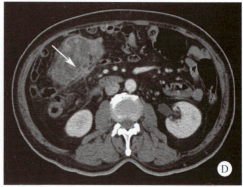

图 2-8-33　横结肠癌 CT 表现

CT 所见：横结肠中段局部管壁不均匀增厚（A、B），管腔狭窄，增强后明显强化，外膜面毛糙，周围脂肪间隙密度增高，见增多血管影及淋巴结影（C、D），箭头所指为增厚肠壁

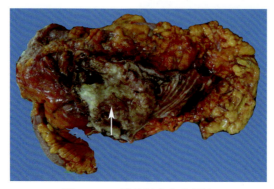

图 2-8-34　横结肠癌术中所见

术中所见：肝脏表面未见肿块及结节，肿瘤位于横结肠近肝曲累及肠管腔全周，侵及胰十二指肠前筋膜，肿瘤大小约 10cm×8cm，溃疡型（箭头）

　　病例 5　患者，男，66 岁，因"发现结肠包块 1 月余"入院。患者 1 个多月前出现无明显诱因排大小便困难。查体：腹平软，无压痛及反跳痛，腹部未触及包块，肝脾脏肋下未触及，双肾未触及。肛门指检无明显异常。CT 检查见图 2-8-35，术中所见如图 2-8-36、图 2-8-37。

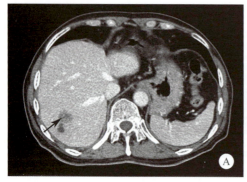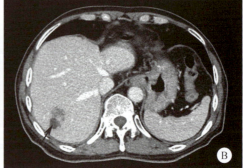

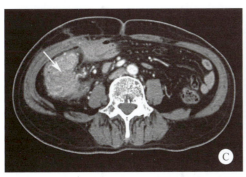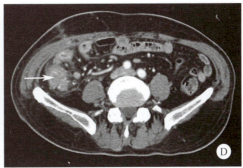

图 2-8-35 升结肠癌肝转移 CT 表现

CT 所见：升结肠壁明显增厚并见肿块（C、D），最大截面约 8.5cm×7.2cm，由盲肠区至结肠肝曲，增强后病灶呈花斑状强化。受累肠管外缘模糊，周围脂肪密度增高，邻近腹膜、筋膜增厚，周围血管影增多并淋巴增大、强化。结肠肝曲边缘局灶突起。右下腹壁可见瘢痕。肝左叶体积减小、门脉左支较细。肝右后叶上段可见结节（A、B），大小约 2.2cm×2.0cm，增强后各期均强化。肝内另见多发囊性无强化结节影，最大者位于肝右后叶，大小约 3.6cm×3.2cm；A、B 箭头所指为肝脏转移灶；C、D 箭头所指为结肠病灶

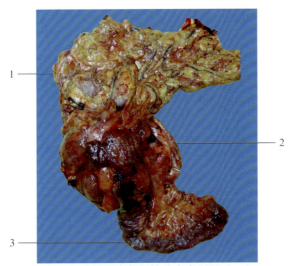

图 2-8-36 升结肠癌伴肝转移术中所见（一）

1. 网膜；2. 结肠肿瘤；3. 末段回肠

术中所见：升结肠见直径约 6cm×6cm 巨大肿瘤，肿瘤累及肠管全周，肿瘤侵出肠壁浆膜，邻近网膜受累挛缩

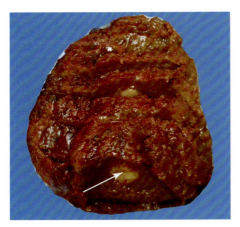

图 2-8-37 升结肠癌伴肝转移术中所见（二）

术中所见：右肝见一大小约 3cm×3cm 质硬结节，箭头所指为肿瘤肝脏转移灶剖面

病例6　患者，女，47岁，因"腹痛、腹泻14年"入院。既往诊断为溃疡性结肠炎，未规律治疗。肠镜：距肛门80cm处肠腔狭窄无法通过，距肛门50～80cm见广泛息肉样隆起及不规则溃疡，距肛门50cm以远结肠黏膜正常，考虑结肠息肉样病变及溃疡形成。病理检查结果提示灶性高级别上皮内瘤变（异型增生）。CT检查见图2-8-38。

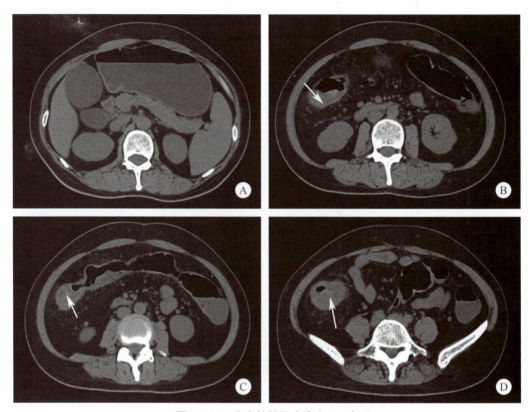

图2-8-38　溃疡性结肠炎癌变CT表现

CT所见：横结肠及升结肠壁增厚，浆膜毛糙，周围见条索状影，肠系膜根部多发淋巴结增大。肝脏形态、大小正常，肝左内叶包膜下见稍低密度影，胆囊增大，壁厚均匀，内未见明显异常密度影；肝内外胆管未见明显扩张，脾脏形态、大小正常，胰腺实质密度均匀，主胰管未见明显扩张；双肾及肾上腺形态、大小及密度未见确切异常（箭头所指为病变处增厚的结肠壁）

病例7　患者，男，62岁，3个月前无明显诱因出现阵发性腹部游走性疼痛，从下腹部至上腹部，呈烧灼样疼痛，持续10分钟左右后反复出现，排气排便后症状较前好转，伴打嗝、呕吐、排便频率改变（5～7天/次）、腹胀等不适，不伴发热、便血、胸闷、胸痛、黄疸、双下肢水肿等不适，2天前患者诉腹痛较之前明显加重，门诊行肠镜检查提示回盲部新生物，病理活检提示腺癌。CT检查见图2-8-39，术中所见如图2-8-40。

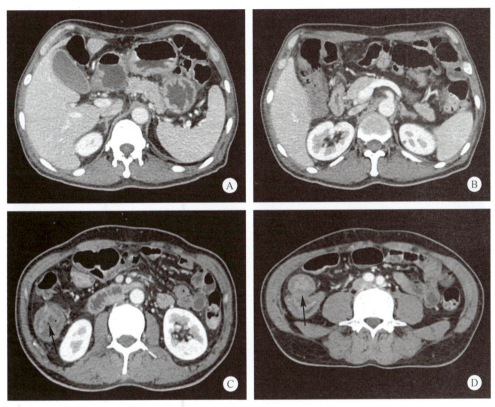

图 2-8-39　结肠癌 CT 表现

CT 所见：回盲部肠管壁增厚（箭头），不均匀强化，浆膜面毛糙，邻近肠系膜见强化淋巴结，其近端部分小肠稍扩张，上述表现提示右半结肠肿瘤伴不全性小肠梗阻

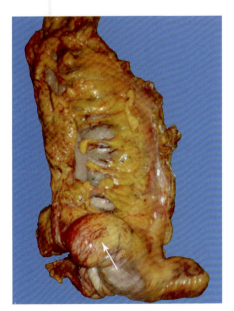

图 2-8-40　结肠癌术中所见

术中所见：病灶位于回盲部，大小约 5cm×6cm，质硬，呈溃疡缩窄型生长，肠腔狭窄通过困难，箭头所指为肿瘤位置

病例8　患者，女，52岁，半年前无明显诱因出现下腹部间断性隐痛，未给予特殊处理。9天前无明显诱因出现便血，呈鲜红色，量不多，有肛门排便不尽感，不伴大便次数和性状的改变。无腹胀腹泻，无胸闷气促，无发热，无恶心呕吐等不适主诉。行肠镜检查示距肛门约30cm可见溃疡型新生物，底覆污秽苔，周边黏膜呈堤坎样隆起，累及肠腔约4/5周致肠腔狭窄，内镜无法通过，活检质脆易出血；病理提示腺癌。CT检查见图2-8-41，术中所见如图2-8-42。

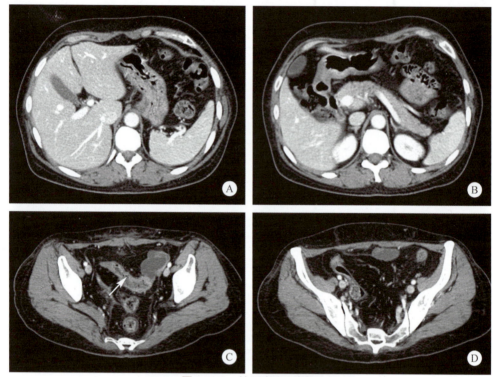

图 2-8-41　结肠癌 CT 表现

CT所见：乙状结肠管壁增厚、强化，周围可见多发分隔囊状影，大小约4.5×2.6cm，与邻近乙状结肠关系密切。箭头所指为乙状结肠病变位置

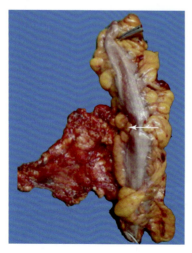

图 2-8-42　结肠癌术中所见

肿瘤位于距肛门约25cm处，直径约5cm，侵及浆膜，肿瘤环侵及肠管1周，致肠腔明显狭窄，肠旁、肠系膜下血管旁及根部多枚肿大淋巴结。箭头所指为乙状结肠病变部位

病例9 患者，男，54岁，1个月前进食后左下腹游走性胀痛不适，有时伴呃逆，上腹闷胀不适，有时肛门排气或解少量大便后腹胀症状减轻；患者未予以重视，以肠炎对症治疗后略有减轻，但无好转，渐进加重，遂行肠镜检查发现降结肠新生物，病理活检提示腺癌。CT检查见图2-8-43。

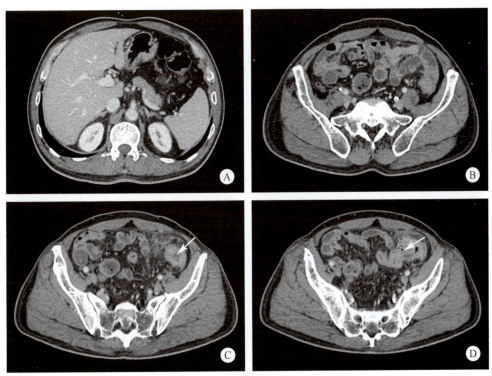

图 2-8-43　结肠癌 CT 表现

CT 所见：降结肠远段肠壁不均匀增厚（箭头）、管腔狭窄，肠壁明显不均匀强化，浆膜面毛糙，周围脂肪间隙模糊并多发淋巴结显示，邻近壁腹膜增厚

2. 直肠癌

病例1 患者，男，50岁，便血，体重进行性下降3月余，超声检查提示直肠病灶侵犯肠黏膜（图2-8-44），提示直肠癌。

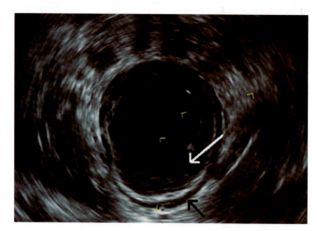

图 2-8-44　直肠癌超声内镜表现

超声所见：低回声不规则病灶侵犯黏膜肌层，未达肌层。病灶（白色箭头）未破坏或扭曲固有肌层（黑色箭头）

病例 2　患者，男，55 岁，便血，直肠指诊，触及包块，活动度不佳，超声检查提示直肠病灶侵入黏膜（图 2-8-45），提示直肠癌。

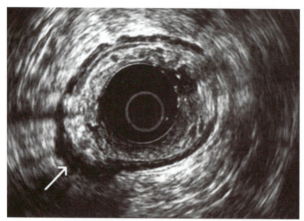

图 2-8-45　直肠癌超声内镜表现

超声所见：肿瘤侵入但不通过固有肌层，箭头所指为固有肌层

病例 3　患者，男，58 岁，贫血貌，自误以为痔疮，超声可见直肠病灶进入固有层（图 2-8-46），提示直肠癌。

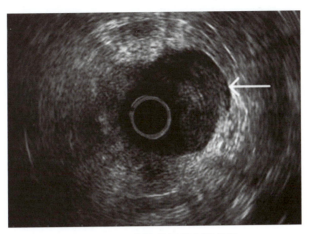

图 2-8-46 直肠癌超声内镜表现

超声可见：低回声包块，通过固有肌层侵入并渗入直肠脂肪，固有肌层已经被肿块（箭头）侵蚀，并且该壁层不再可见

病例 4 患者，男，60 岁，便血，尿潴留，急诊入院，行超声检查（图 2-8-47），直肠病灶侵入周围器官和结构，提示直肠癌。

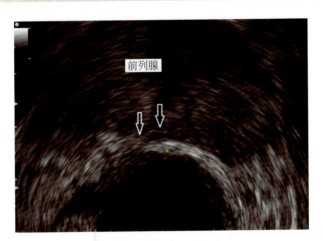

前列腺

图 2-8-47 直肠癌超声内镜表现

超声所见：低回声包块侵入周围器官和结构，箭头指向一个微小的入侵区域

病例 5 患者，男，52 岁。大便次数增多 2 个月，后至医院就诊，CT 检查（图 2-8-48）示：①直肠壁明显增厚伴异常强化，浆膜面毛糙，直肠癌可能性大；②病灶所属层面结肠、大部分小肠梗阻，直肠周围间隙淋巴结显示，盆底筋膜结构紊乱；③肝右前叶上段、左外侧叶下段低密度灶。体重未见明显变化。

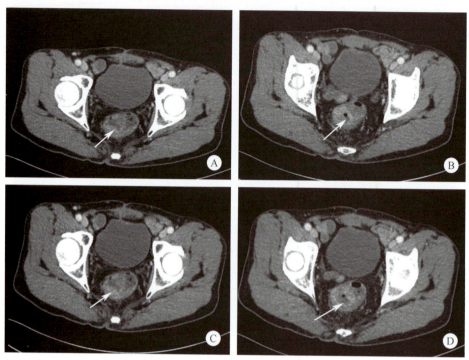

图 2-8-48　直肠癌 CT 表现

CT 所见：直肠壁明显不均匀增厚，壁毛糙，管腔狭窄，增强扫描不均匀强化，病变长度约 61mm，直肠周围间隙模糊，其内血管影及淋巴结增多、增大，箭头所指为直肠癌部位

病例 6　患者，男，84 岁，因"大便性状改变 10 余年，便中带血 3 月余"入院。患者 10 多年前无明显诱因出现稀水样大便，每日至少四五次，3 个多月前患者出现便中带血，近 20 多天小便坠胀感。查体：全腹平软，无压痛及反跳痛，腹部未触及包块，肝脾脏肋下未触及，双肾未触及，肠鸣音正常；肛门直肠指检：肛周黏膜红润，未见异常，距肛门 6cm 处扪及大小约 3cm×3cm 的菜花样新生物，质软，活动可。退出指套，可见指套血染。MRI 检查见图 2-8-49。

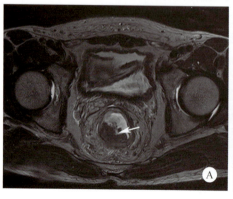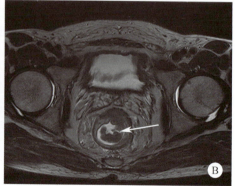

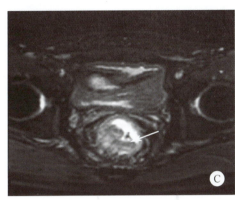
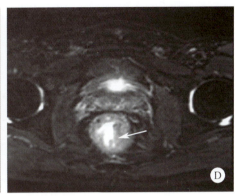

图 2-8-49　直肠癌 MRI 表现

MRI 所见：直肠肿瘤位于上段腹膜反折之上，肿瘤下极距肛下缘约 8.8cm。肿瘤中心位于直肠右后壁；侵及肠壁（全层），未侵犯邻近器官，未累及侵犯肛管。直肠系膜区见 12 枚淋巴结显影，磁共振扩散加权成像（DWI）呈高信号，T_2WI 呈等或稍高信号，最大一枚直径约 9mm，位于直肠右后方。直肠肿瘤距离直肠系膜周边最近距离为 25mm，系膜环周筋膜未累及。直肠肠壁外未见血管受侵；壁外血管侵犯（EMVI）评分 1，诊断为直肠上段癌，箭头所指为直肠癌位置

病例 7　患者，男，49 岁，因"便血 4 个月"入院。肠镜检查示直肠距肛门约 6cm 处可见肿块大小约 3.0cm×2.5cm，表面糜烂出血，肿块侧向生长。余肠管黏膜橘红色，结肠血管分布均匀，未见溃疡和新生物。病理结果提示：直肠，管状 - 绒毛状腺瘤，癌变，腺癌形成。术中所见如图 2-8-50。

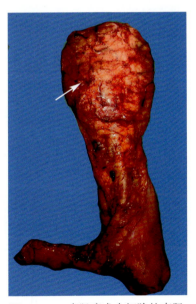

图 2-8-50　直肠癌术中切除的直肠

术中所见：直肠距肛门 7cm 腹膜反折处可扪及 1～4cm 大小肿块。剖视标本，肿瘤位于腹膜反折处直肠后壁，溃疡型，大小约 3cm×3cm，占据肠腔 1/3 周，未见侵出浆膜，系膜内可见多发肿大淋巴结，箭头所指部位为切除后直肠癌病灶浆膜面

病例8 患者，女，76岁，因"肛周坠胀伴大便带血3个月"入院。肠镜检查示直肠新生物。病理结果提示直肠腺癌。影像学检查见图2-8-51、图2-8-53、图2-8-54，术中所见如图2-8-52。

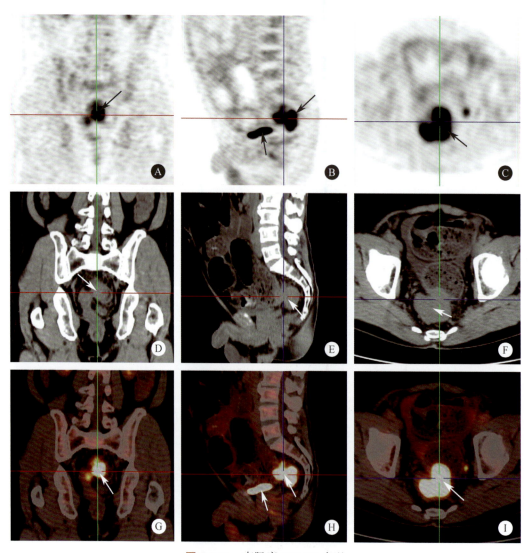

图 2-8-51 直肠癌 PET-CT 表现

PET-CT 所见：直肠壁增厚，其内可见软组织密度影，大小约 3.4cm×5.0cm×4.8cm，肠壁毛糙，肠腔狭窄近闭塞，SUV_{max} 约 21.6，累及肠管长度约 4.8cm；周围间隙模糊，可见多个小淋巴结，较大者长径约 0.8cm，SUV_{max} 约 2.3，箭头所指为肿块的位置。肿块以上结肠及小肠管腔扩张，部分可见液平面。诊断：直肠癌并周围淋巴结转移；远端结肠及小肠梗阻

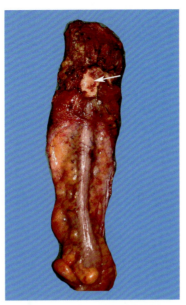

图 2-8-52　直肠癌切除的直肠

术中所见：肿瘤距肛门约 3cm，肿瘤大小约 4cm×3cm，累及直肠前侧壁管腔约 1/2，箭头示直肠肿瘤侵出浆膜，浆膜面受累挛缩

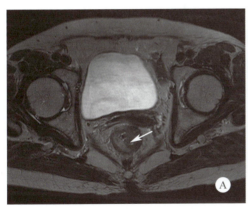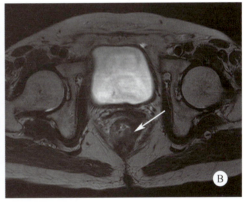

图 2-8-53　直肠癌 MRI 表现

MRI 所见：直肠肿瘤位于中下段腹膜反折之下，肿瘤下极距肛下缘约 3.4cm。肿瘤中心位于直肠左前壁，侵犯肠周组织；直肠系膜已受累（侵出肠壁 12mm）。肛管：肿瘤已累及肛管。淋巴结：直肠系膜区见 10 枚淋巴结显影，最大 1 枚位于直肠左后方，直径 8mm。环周切缘：直肠肿瘤距离直肠系膜周边最近距离为 0，侵犯环周筋膜外组织。EMVI：直肠肠壁外未见血管受侵犯。直肠中下段癌（T4bN1Mx），距肛下缘 3.4cm，位于腹膜反折之下。侧方淋巴结无明显肿大，箭头所指部位为直肠癌病灶

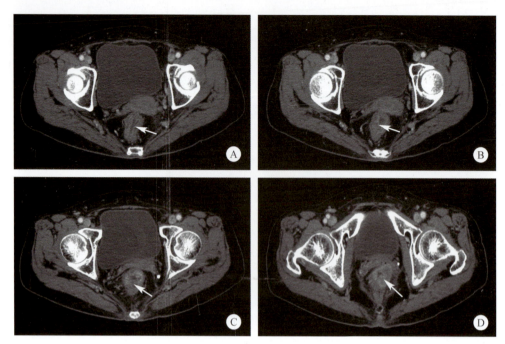

图 2-8-54 直肠癌 CT 表现

CT 所见：直肠中下段左前壁明显增厚、强化，呈不规则肿块影，较大截面约 3.3cm×2.7cm，明显强化，直肠系膜见直径约 0.8cm 强化淋巴结，骶前、髂外血管旁及腹股沟区见多个小淋巴结，未见增大，子宫及双侧附件未见占位，箭头所指为直肠癌病灶